おなかの調子が整う × 血糖値改善 × やせる

1日1杯

# 腸のおそうじスープ

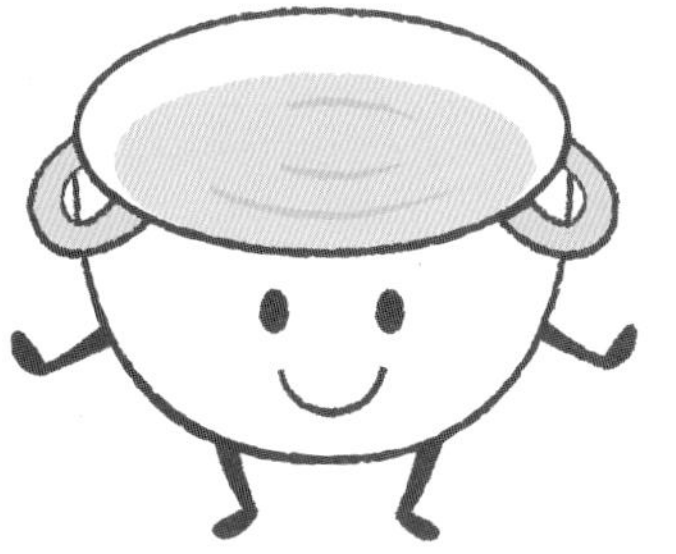

医師
小林寿枝



アスコム

# はじめに

「血糖値や血圧が高い」
「若い頃より食べる量は減らしているのに、太ってきた」
「いつも便秘や下痢がちで、おなかがスッキリしない」
「寝つきが悪かったり、眠っても途中で目が覚めたりしてしまう」
「ストレスが多く、風邪をひきやすい」

これらに、心当たりがありますか？　あるいは、

「なんとなく体の不調が多い」
「年々、体調が悪くなっている気がする」

こう感じている方も多いでしょう。
そんな方に、ぜひ注目してほしい部位があります。

# それは、腸です。

なぜなら、こうした不調は、これからご紹介する**「新しい腸活」で解決できる場合が多い**からです。

**健康になりたければ、まずは腸を整えることからスタートしましょう。**

（すでに腸活を始めていて、いまいち効果が出ていないという方も必見です）

私たちの腸にはおよそ100兆個、重さにすると、なんと1・5kg分の「腸内細菌」がすんでいます。

**この腸内細菌の状態が、私たちの健康を大きく左右します。**

そして近年、腸内細菌の研究で大きな注目を集めている物質があります。

その物質の名前は、

**「短《たん》鎖《さ》脂《し》肪《ぼう》酸《さん》」**といいます。

短鎖脂肪酸は**〝スーパー万能薬〟**と呼ばれ、さまざまな不調を改善することが期待されています。

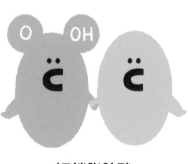

短鎖脂肪酸

短鎖脂肪酸は腸内細菌が生み出す酢酸《さくさん》、酪酸《らくさん》、プロピオン酸のことで、**腸内環境をよくするだけでなく、血糖値を下げ、やせやすい体をつくり、全身に数々のよい効果をもたらしてくれます。**

この本で体験してもらいたいのは、この2つ。

## ①腸の調子を整える=腸のおそうじ
## ②善玉菌を育てる〝育菌〟=短鎖脂肪酸を生み出す

この2点を手軽に実現できて、続けやすいのが

## 「腸のおそうじスープ」

です。

毎日1杯、2週間ほど飲めば体調の変化を感じられるでしょう。

・腸の調子を整える
・悪玉菌をおそうじする
・善玉菌を育てる
・短鎖脂肪酸に
生まれ変わる食材を凝縮
・毎朝の習慣として
定着しやすいように
「スープ」仕立て
・準備に手間と時間がかからない
・おいしいから毎日飲みたくなる

これが
腸のおそうじ
スープ
作り方は97ページから

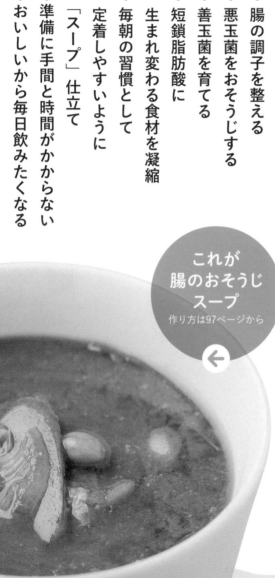

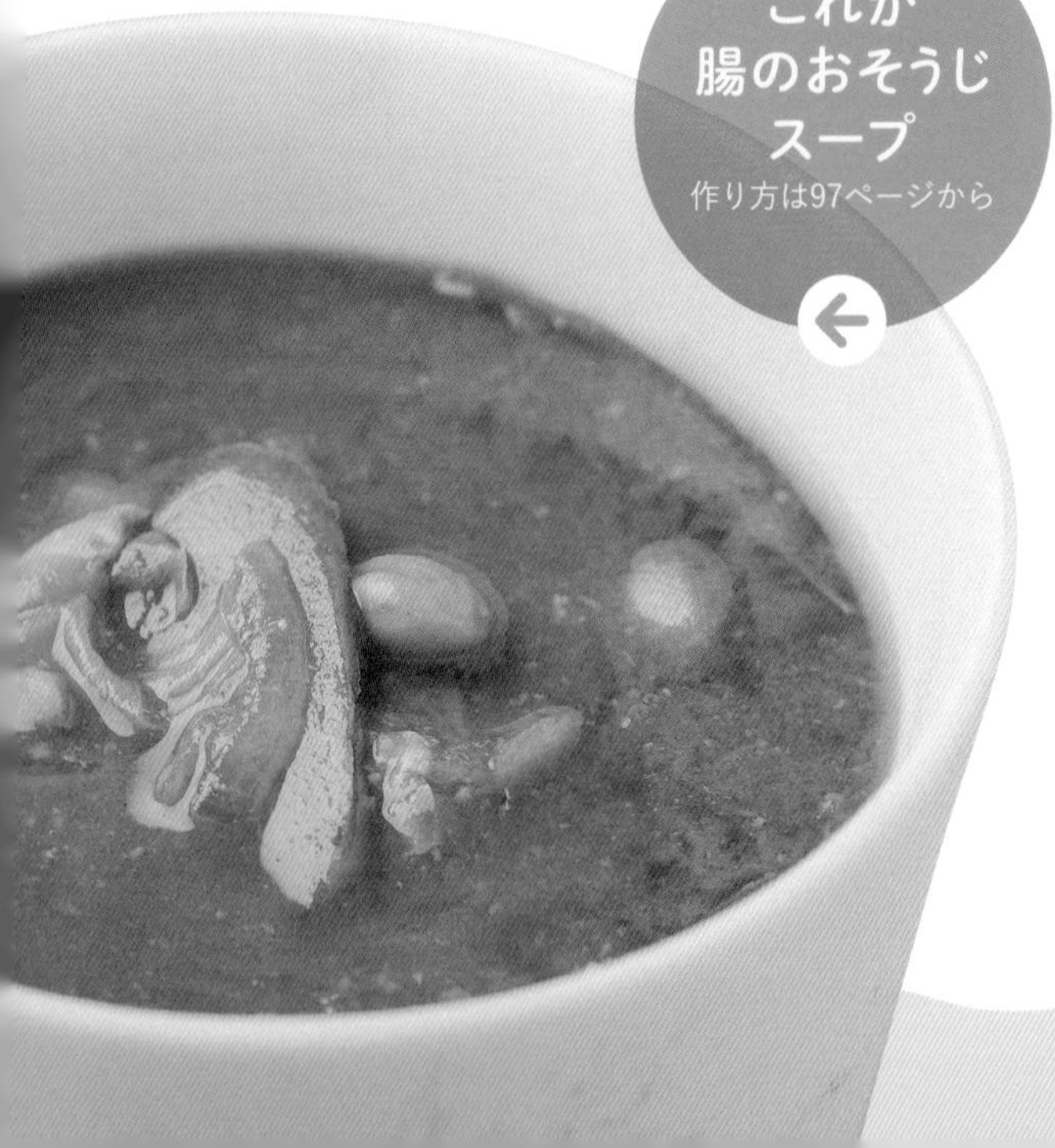

こんなスープです。

「腸のおそうじスープのもと」を作っておいて、
飲むときに1食分ずつお湯をかけるだけなので、
毎回作るわずらわしさもありません。

**1日1杯、飲んでいるうちに腸の調子が整い、**
**少しずつ体調の変化も感じられるはずです。**

ぜひ今日から、1杯のスープを生活の中に取り入れてみてください。

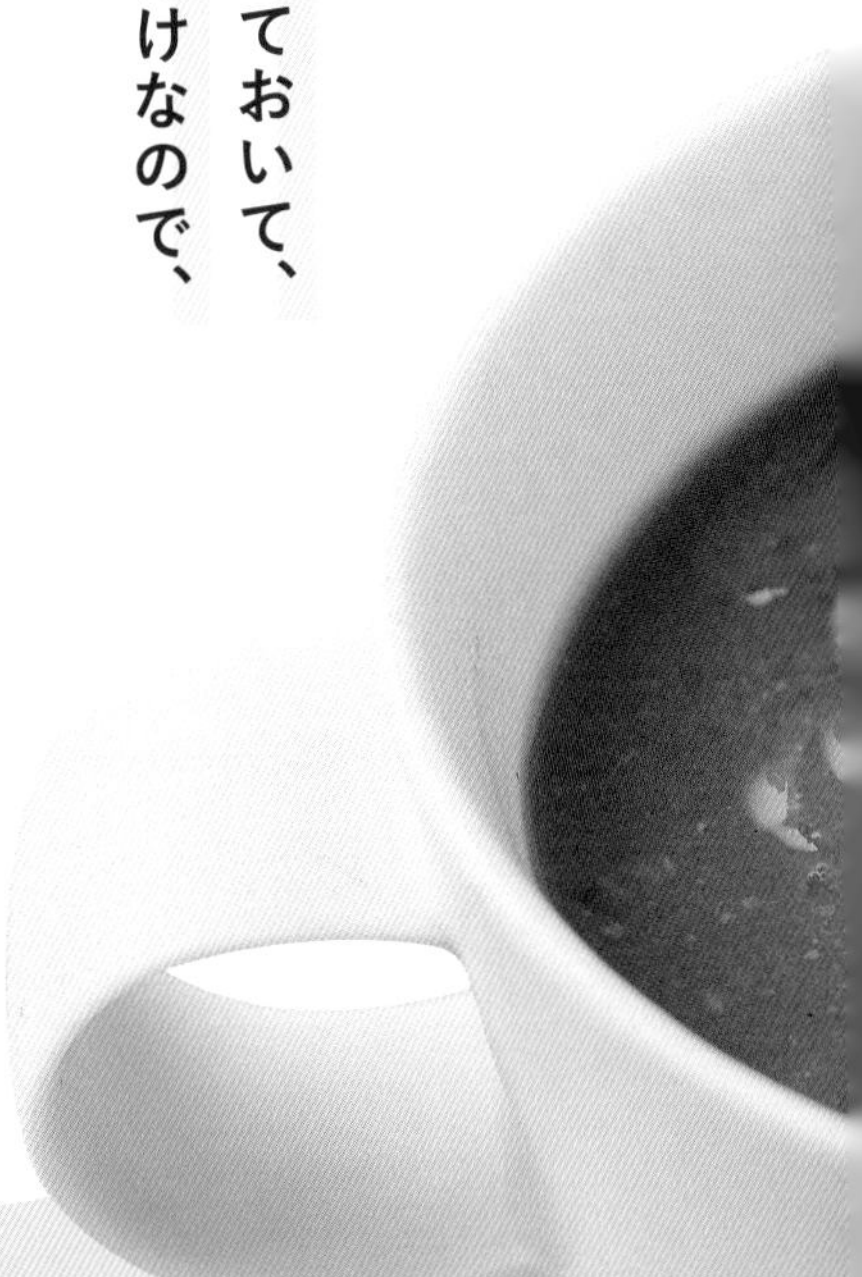

モニター報告

# 「腸のおそうじスープを飲んでやせた！」

腸のおそうじスープを毎日の習慣にすると、体にはどんな変化があるのでしょうか。

**40～70代の男女4名の協力を得て「毎朝1杯、2週間」腸のおそうじスープを飲んでもらいました。**

●Aさん　70代・女性

## 2週間で血糖値が基準値に改善しました

「この頃、血糖値が高くなってきたのが気になっていました。薬が必要になる前に何とかできないかな――そんなときに腸のおそうじスープを知ったのです。

一人暮らしのため、一人分の汁物を用意するのがおっくうに感じていましたが、腸のおそうじスープは冷凍した〝スープのもと〟にお湯をかけるだけよいので無理なく飲み続けられました。そして、2週間後

**空腹時血糖値　112→105mg／dl　基準値に改善！**

（空腹時血糖値の基準値は70～110mg／dl）。

食事に気をつけても、なかなか110mg／dlを下回らなかったのに、たった2週間で変化が出てとてもうれしいです。

うれしいことは、ほかにもあります。スープを飲んで1週間くらいすると、それまでは**1日1回だった便の回数が2回になり、3回出る日もあり**

**ました**。しかも、スルッと気持ちよく出るので、気分がよかったです」

●**Bさん　40代・女性**

**無理なく1・6kg減って得した気分です**

「数年前から、毎年体重が1kgずつ増えて、しかもやせようと思ってもなかなか減らず、悩ましく思っていました。それが、腸のおそうじスープを飲んだ6日後から、数百gずつ体重が減っていったのです。たまたまかな？　と思ったのですが、気づけば2週間後には、

**体重　49・2→47・6kg　マイナス1・6kg！**

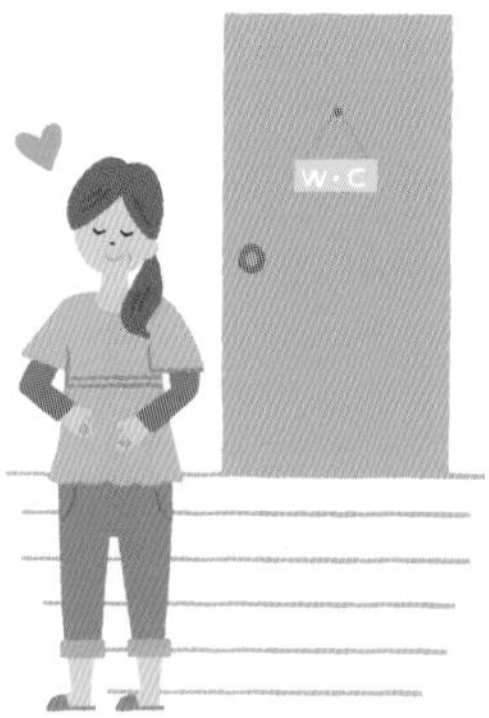

お通じがスルッと出るようになった

食事の内容は普段と変えておらず、朝食に腸のおそうじスープを飲むようにしただけです。得した気分なので、もっと続けてみたいです」

● Cさん　50代・女性

## 翌日に便がどっさり出ておなかがスッキリ

「普段は朝ご飯の代わりに、プロテインドリンクを飲んでいるのですが、その前に腸のおそうじスープを飲むようにしました。すると、いつもは10時頃に決まって小腹が空いて間食してしまうのに、スープを飲んでからはお昼ご飯まで空腹を感じませんでした。

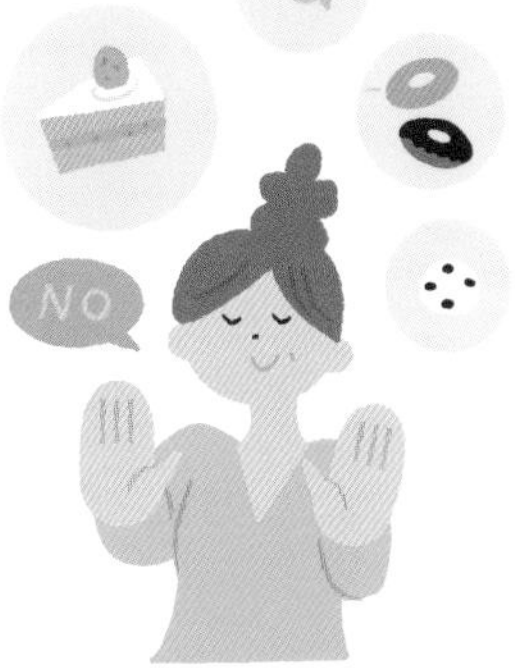


甘い物が
ほしくなくなった

**夕方に甘い物がほしいということもなくなり、1日じゅう心穏やかに過ごせました。**

そして、体重は59・1→58・6kgに。**0・5kgですが、じわじわと体重が減っていく感じがうれしく、続けてみようという気になりました。**

飲んだ翌日に急に便が軟らかくなり、どっさり出ました。その日以降、便の量も増えて、おなかがスッキリおそうじされた感じです」

●**Dさん　40代・男性**

## 朝起きるのが楽になりました

「夜更かしのうえ眠りが浅く、朝起きるのがつらいので、朝食をとることはほとんどありません。でも、腸のおそうじスープなら、料理をする手間がなくお湯をかけるだけと聞いたので、試しに飲んでみることにしました。

朝は食欲がないのですが、スープなら抵抗なく飲めました。こうして2週間続けたところ、

**・よく眠れて寝起きがよくなった**

**・体重が60・6→59・5kgに。約1kg減った**

という変化がありました。**朝、体に温かい食べ物を入れると気持ちがリラックスするからなのか、イライラすることも減りました**」

いかがですか？　あなたには、どんなうれしい変化があるでしょうか。

おなかの調子が整う×血糖値改善×やせる
# 1日1杯 腸のおそうじスープ 目次



## 1章 健康は「腸」から始まる



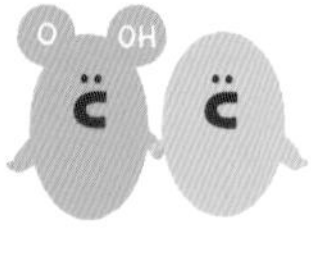

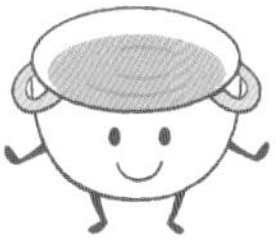

## 2章

# 天然の万能薬「短鎖脂肪酸」のすごいチカラ

3章

# 1日1杯「腸のおそうじスープ」



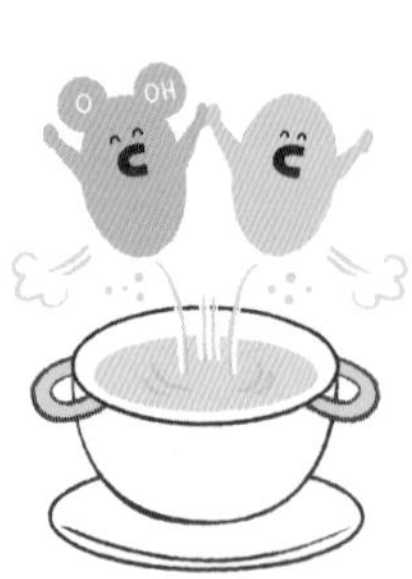

## 4章

# 腸のおそうじスープの効果を高める生活習慣



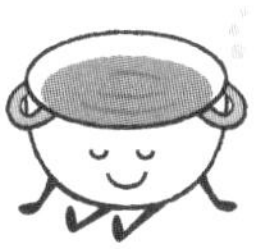

# 1章

# 健康は「腸」から始まる

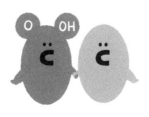

# 今話題の「スーパー万能薬」とは？

「体の不調が増えてきた気がする」
「薬が増えていったら嫌だなぁ」
そんなふうに感じていませんか？

実は、そんなあなたにご紹介したい万能薬があるのです。その名前は
**「短鎖脂肪酸《たんさしぼうさん》」**。

簡単に言うと、**短鎖脂肪酸は、腸内細菌のうちの「善玉菌」によって生み出される物質です。**

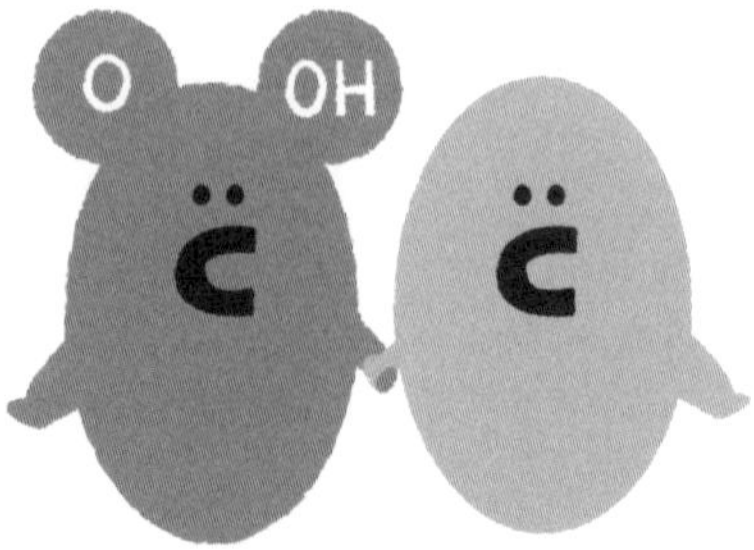

短鎖脂肪酸

その短鎖脂肪酸は、最新医学の世界で大注目されています。
なぜなら、こんなお悩みが一掃できるからです。

**・やせにくい**
**・血糖値が高い**
**・血圧が乱高下して安定しない**
**・中性脂肪値が高い**
**・脂肪肝**
**・便秘や下痢が多く、おなかの調子が悪い**
**・寝つきが悪い。途中ですぐ目覚める**
**・ストレスが多く、風邪をひきやすい**

思い当たることはありますか？　これらの不調は、短鎖脂肪酸の力で改善し

てしまいましょう。ほかにも、

**・イスから立ち上がるのがおっくうになった**
**・握力が弱くなった**
**・年を取って認知症やがんが心配**

そんな方にも**「短鎖脂肪酸」を利用した新しい腸活**がおすすめ。

## 健康は「腸」から始まる

私たちの腸には、約100兆個もの腸内細菌がすんでいます。
その種類は1000種にのぼり、多種多様な腸内細菌は、「善玉菌」「悪玉菌」

「日和見菌《ひよりみきん》」と呼ばれる3つのグループに大きく分けられます。

- **善玉菌＝消化吸収に役立ち、短鎖脂肪酸を生み出し、体によい働きをする**
- **悪玉菌＝下痢や便秘の原因になるなど、体に悪い影響を与える**
- **日和見菌＝腸内の状態によって、善玉菌にも悪玉菌にもなる**

無数の腸内細菌は、それぞれの性質にしたがって善玉菌や悪玉菌、日和見菌というグループに分けられます。

善玉菌の代表格は、ビフィズス菌やガゼリ菌などの乳酸菌です。ヨーグルトなどの身近な食品に入っている菌なので、ご存じの方も多いでしょう。

悪玉菌の仲間には、大腸菌や黄色ブドウ球菌、ウエルシュ菌などがあります。下痢や食中毒の原因になる有害な菌として知られています。

日和見菌は、悪玉にも善玉にもなりうるいわば日和見主義者で、悪玉菌が多い腸では悪玉に、善玉菌が多い腸では善玉として働くと言われています。

善玉菌・悪玉菌・日和見菌のそれぞれの仲間は、日々お互いにコミュニケーションをして、バランスを取りながら生息しています。

その割合は、健康な人の場合、善玉菌が2割、悪玉菌が1割、日和見菌が7割とされています。

**ですが、食生活の乱れや便秘によって、このバランスは容易にくずれ、それが原因でさまざまな不調がもたらされるのです。**

便秘や下痢など、おなかの調子が悪い、食べる量を減らしているのになかなかやせず、むしろ増

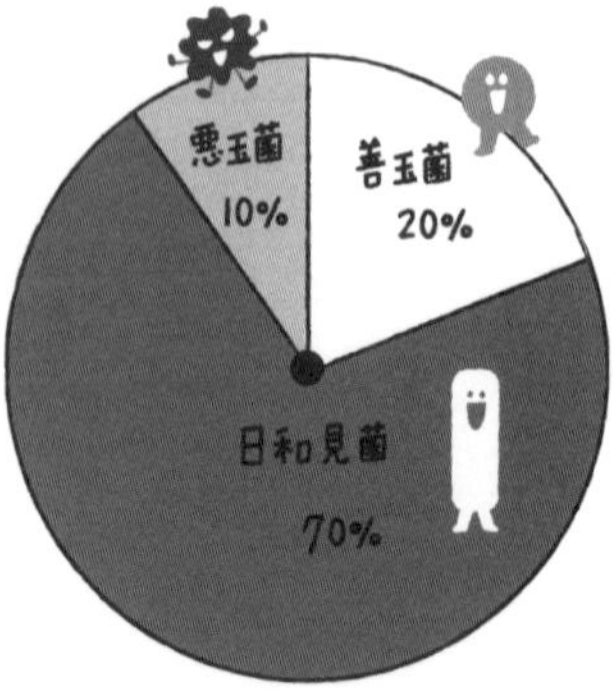


健康な人の腸内細菌のバランス

えていく、血糖値が高い——こういった**不調は、実は腸内細菌のバランスがくずれているときに多いのです**。加齢によって、腸内細菌の多様性は失われ、善玉菌の代表であるビフィズス菌は減っていきます。年々不調が増えていくのは、そのせいかもしれません。

**逆に、腸内環境が良好で善玉菌が元気に働き、短鎖脂肪酸が多く生み出されれば体調はよくなります**。つまり、体調がよいかどうかは腸しだい。

健康は、腸から始まります。もっと言えば、健康は「新しい腸活」でつくれます。そう言っても過言ではありません。

**腸から全身を健康にするポイントとなるのが、短鎖脂肪酸です。**

**短鎖脂肪酸は善玉菌によって生み出されるので、腸内の善玉菌をいかに正しく育てるかが決め手になります。**

では、どうすれば善玉菌を育てて、短鎖脂肪酸を効率よくつくり出すことができるのでしょう。ポイントは次の2つです。

**①腸のおそうじをして、善玉菌のすみ心地がよい腸内環境を整える**

**②善玉菌が好物の「エサ」を与え、育てる（育菌）**

＝

## 短鎖脂肪酸を生み出す

**ポイント①**

善玉菌は、便秘がちで悪玉菌が多い腸では、うまく過ごせません。

**腸のおそうじをして悪玉菌を減らし、善玉菌にとってすみ心地のよい腸内環**

境に整えましょう。

**ポイント②**

**腸内で善玉菌を増やすなら、善玉菌を含むヨーグルトや乳酸菌飲料を飲むよりも、腸内で善玉菌を育てるほうが効果的です。**

なぜなら、口からとった善玉菌の大半は胃酸で消化されてしまい、生きたまま腸まで届かないからです。

腸内で善玉菌を育てるには、「**腸まで届く**」**善玉菌の好物の「エサ」をとることが重要です。**

悪玉菌を減らし、善玉菌にとってすみ心地のよい腸で、善玉菌を育てることができれば、腸からは効率よく短鎖脂肪酸が生み出されます。

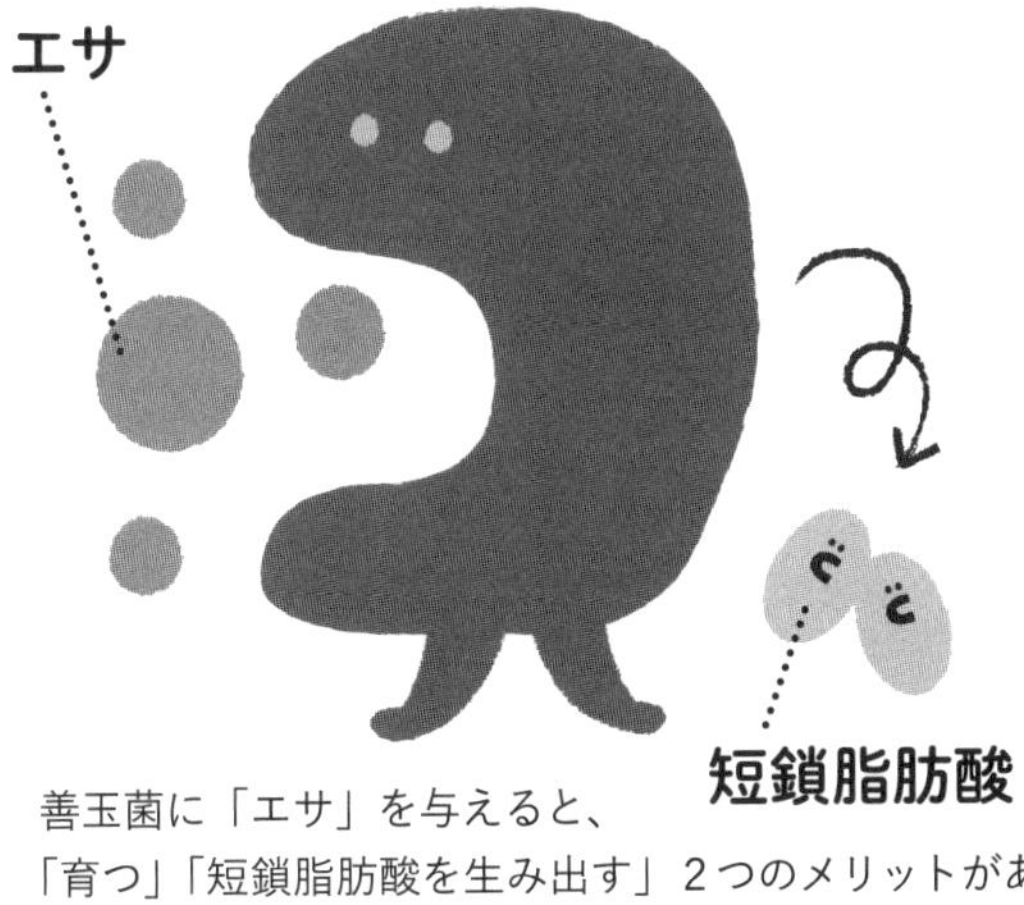


善玉菌に「エサ」を与えると、
「育つ」「短鎖脂肪酸を生み出す」２つのメリットがある

本書でご紹介するのは、この2つのポイントを押さえた究極のスープ。悪玉菌をおそうじして、善玉菌を育てる食材がたっぷりです。

腸で善玉菌を育て、短鎖脂肪酸が十分に生み出されるようになると次のような変化を感じられるようになります。

- **体重が減っていく**
- **血糖値が改善していく**
- **血圧が乱高下しなくなる**
- **中性脂肪値が下がっていく**
- **脂肪肝で高かった肝臓の数値が下がっていく**
- **便秘や下痢が解消していく**
- **寝つきがよくなり、途中で目覚めなくなる**
- **イライラすることが減る**

・イスからスッと立ち上がれるようになる
・ペットボトルなどのフタが楽に開けられるようになる

こうした変化の度合いは人によって異なりますが、早くて**2週間ほどで、こうしたうれしい変化を感じられるでしょう**。

## 普段の食事で腸内細菌は変わる

22ページでお話ししたように、私たちの腸には約1000種類の腸内細菌がすんでおり、その数は100兆個を超えると言われています。

**腸内細菌の総重量は約1・5kg。**

これは、500ml入りペットボトル3本分もの細菌が、腸内にいることを意味しています。

多種多様な腸内細菌がひしめき合って存在する様子は、草花が群生する叢《くさむら》や花畑（英語でフローラ）にたとえられ、「腸内細菌叢《そう》」あるいは「腸内フローラ」と呼ばれます。

近年では、腸内細菌の個々の役割を解明する研究が国際的に進められており、次々と新たなことがわかってきています。

その一つが、今回ご紹介している短鎖脂肪酸の効果です。

**特に腸内細菌叢に大きな影響を与えるのが、普段の食事です**。

遺伝や民族によっても腸内細菌叢の傾向は異なりますが、普段の食事によって、腸内細菌叢は容易に変化していきます。

なぜなら、**腸内細菌は食べて腸まで届いたものと相性がよければ増え、相性が悪ければ減ってしまうからです**。

たとえば、揚げたて熱々のロースカツ。相性のよい腸内細菌は次のどれだと思いますか?

**①善玉菌**
**②悪玉菌**
**③日和見菌**

答えは、②悪玉菌の仲間。悪玉菌は、ロースカツのように脂肪分の多い食べ物を好物にします。

ロースカツに限らず、脂肪分の多い食事は悪玉菌を増やし善玉菌を減らすので、腸内環境を悪化させる原因になります。

# 善玉菌を育てる食材を選ぼう

脂肪分の多い食事が善玉菌を減らすのであれば、逆に善玉菌と相性がよく、善玉菌を増やす食べ物とは、どんなものだと思いますか？

善玉菌というと、ヨーグルトや乳酸菌飲料のイメージが強いかもしれませんが、それだけでは腸で善玉菌を増やすには不十分です。これらに含まれるビフィズス菌や乳酸菌など善玉菌のほとんどは胃酸で死滅してしまい、生きたまま腸に届かないからです。

死滅した菌も腸で善玉菌のエサになるので完全に無駄とは言えませんが、より効果的に善玉菌を育てる食材をご紹介しましょう。

それは、**腸まで届いて善玉菌を育て、さらに短鎖脂肪酸に生まれ変わる食材です**。

代表的なのは、

・**食物繊維（特に水溶性食物繊維）**
・**オリゴ糖**

これらが、どう働き善玉菌の「エサ」になるのか詳しく見ていきましょう。

## おすすめ① 「食物繊維」を多く含む食材

食物繊維には、水に溶けにくい「不溶性食物繊維」と、水に溶けやすい「水溶性食物繊維」との2種類があります。

**不溶性食物繊維は、水分を吸収して便のかさを増やし、腸を刺激してお通じを促すので、腸のおそうじと悪玉菌の撃退に最適です。**

腸のおそうじができれば、善玉菌にとってすみ心地のよい腸内環境が整います。

不溶性食物繊維を多く含む食材の一例を挙げましょう。

- **ごぼう**
- **大豆**
- オートミール
- きのこ類

一方、**水溶性食物繊維は善玉菌と相性がよく、善玉菌の「エサ」となり、効率よく善玉菌を増やし、短鎖脂肪酸に生まれ変わることができます**。

水溶性食物繊維にはいろいろな種類があります。代表的なものを挙げてみましょう。

**◎イヌリン**
含まれる主な食材：**ごぼう、たまねぎ、**チコリ
**◎ペクチン**
含まれる主な食材：りんごやプルーンなどの果物
**◎アルギン酸**
含まれる主な食材：昆布やわかめなど、ヌルヌルした海藻
**◎グルコマンナン**
含まれる主な食材：こんにゃくや里いも
**◎アガロース**
含まれる主な食材：天草やオゴノリ
**◎難消化性デキストリン**
含まれる主なもの：トウモロコシのでんぷんから作られた成分

おすすめ②

## 「オリゴ糖」を多く含む食材

善玉菌の「エサ」となる、もう一つの代表格はオリゴ糖を多く含む食材です。主なものを挙げてみましょう。

- **ごぼう**
- **大豆（特に蒸し大豆）**
- **たまねぎ**
- バナナ

これらも、善玉菌の「エサ」となり、効率よく善玉菌を増やし短鎖脂肪酸に生まれ変わります。ここで、何かお気づきではないでしょうか？　いくつか、くり返して出てくる食材がありましたよね。それは、こちらの食材です。

- **ごぼう（水溶性食物繊維＋不溶性食物繊維＋オリゴ糖）**
- **大豆（不溶性食物繊維＋オリゴ糖）**
- **たまねぎ（水溶性食物繊維＋オリゴ糖）**

## 善玉菌を育てて短鎖脂肪酸に生まれ変わる三大食材

**ごぼう**

**大豆**

**たまねぎ**

この3つは共通してオリゴ糖が豊富なうえ、ごぼうとたまねぎは水溶性食物繊維もたっぷり。

大豆はごぼうとともに不溶性食物繊維が豊富なので、腸のおそうじに役立ちます。138ページで後述しますが、大豆は植物性たんぱく質も豊富なので、筋力をつけるのにももってこいです。

善玉菌を育てることができれば、腸内で短鎖脂肪酸がたっぷりと生み出され、腸をはじめ、全身にうれしい変化がもたらされます。

本書でご紹介する「腸のおそうじスープ」は、これらの食材を最適な量で摂取できる最強のスープです。前述のように、普段の食事で腸内環境は変わります。それならば、よい方向に変えてみませんか。まずは2週間お試しください。

| これまでの腸活 | 新しい腸活「腸のおそうじスープ」 |
| --- | --- |
| 善玉菌を食べ物でとる | 善玉菌のエサになる食べ物をとる |
| 善玉菌が腸まで届かない | 腸の中で善玉菌を育てる |
| 腸で短鎖脂肪酸を生み出さない | 腸で短鎖脂肪酸を生み出す |

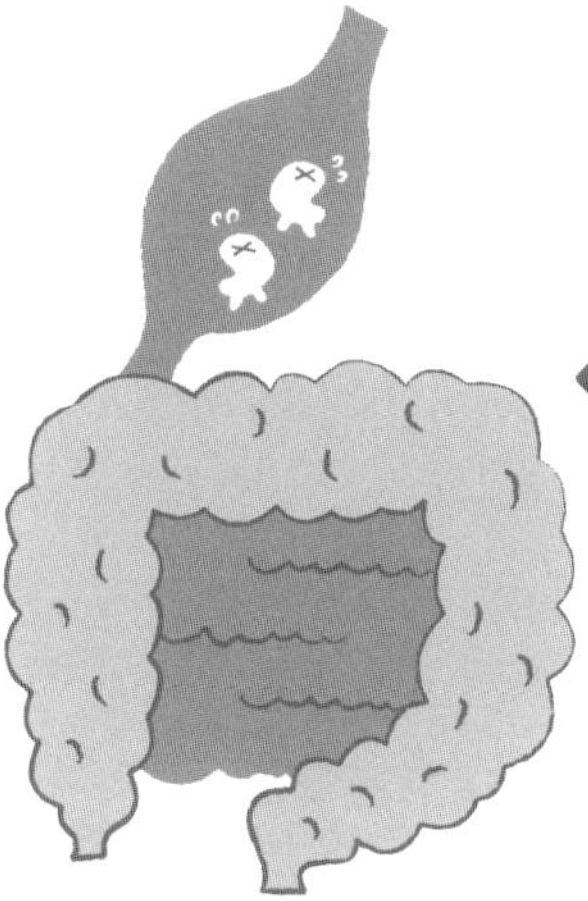

善玉菌が胃で死滅して、腸まで届かない

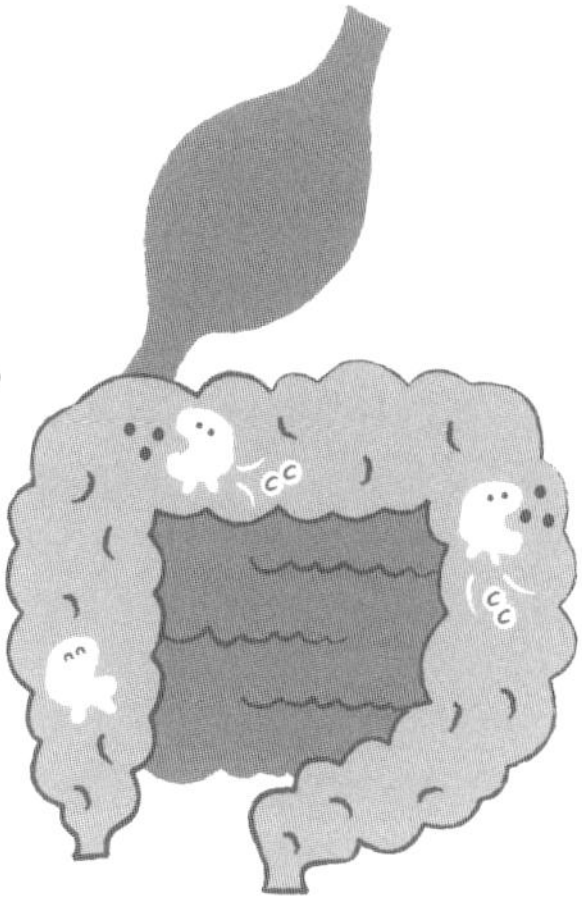

善玉菌のエサが腸まで届き、善玉菌が増えて、短鎖脂肪酸が生まれる

## 短鎖脂肪酸を最速で生み出す「腸のおそうじスープ」

腸で善玉菌によって生み出された短鎖脂肪酸（酢酸、酪酸、プロピオン酸）は、腸自体に働きかけ便通改善などの効果を発揮するのみならず、腸から体内に吸収され、全身でも効果を発揮します。

短鎖脂肪酸の腸や全身への効果を実感できるよう、厳選した食材を凝縮したのが今回ご紹介する「腸のおそうじスープ」です。

ただ、どんなに体によくても、作り方がめんどうだったり、おいしくなかったりすると、毎日は続けられませんよね。

その点、腸のおそうじスープは、作り方も簡単。コクがあっておいしさ抜群。多彩なメニューにアレンジできるので、毎日飽きずにいただけます。

腸のおそうじスープの材料は、すべて手軽に入手できる食材ばかり。食物繊維とオリゴ糖が豊富な「ごぼう」「たまねぎ」「蒸し大豆」を具材に、味付けのベースは乳酸菌を含む発酵食品「みそ」。特に、赤みそには、短鎖脂肪酸の生成を促す抗酸化成分メラノイジンが含まれます。

さらに、オリゴ糖を含む発酵食品「酒かす」でコクを出し、加熱すると体を温める辛味成分ショウガオールが豊富な「しょうが」で味を引きしめています。

実際に腸のおそうじスープを試してみた方からは、

**「お湯を注ぐだけなので便利」**
**「みそ汁みたいでほっとする」**

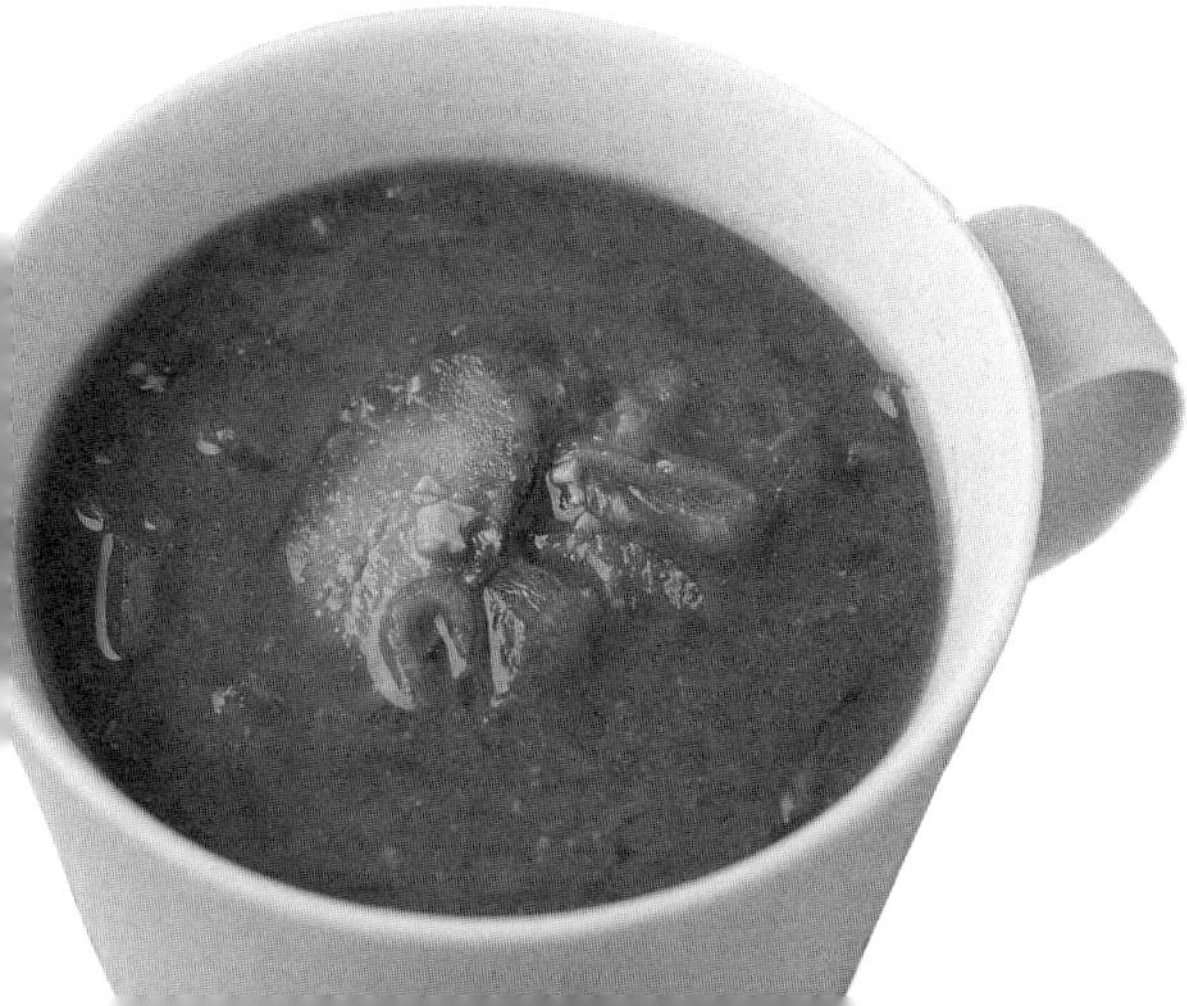

**「飲みやすいので、家族で楽しめる」**

**「いろいろアレンジしやすい」**


といった感想が届いています。

また、腸のおそうじスープを飲み続けることで、

**「数日で便通がよくなった。便の量も増えた」**

**「楽に体重が減っていく」**

**「なかなか下がらなかった血糖値が、正常値範囲内まで下がった」**

**「よく眠れて、イライラしなくなった」**


といった声も寄せられており、体調の変化を如実に実感している人が多いようです。

# 短鎖脂肪酸ってどんなもの？

短鎖脂肪酸とはそもそもどんなものなのか、もう少し詳しく解説しましょう。

短鎖脂肪酸の「脂肪酸」とは、一般には脂肪を構成するものの一部です。脂肪酸はすべて「炭素の連なり＝鎖」でできていて、炭素の連なり＝鎖が短いものは「短鎖脂肪酸」、炭素の連なり＝鎖が長いものは「長鎖脂肪酸」、ちょうど中くらいの長さの炭素の連なり＝鎖のものは「中鎖脂肪酸」と呼んでいます。

脂質を構成する脂肪酸は、昔から悪者扱いされてきました。皆さんがイメージする内臓脂肪や脂肪肝といった脂肪を構成する一部だからです。

しかし、最新の研究や疫学《えきがく》的なデータによってわかってきたことがあります。それは、「脂肪酸には、体に悪い脂肪酸と、体によい脂肪酸がある。脂肪酸の炭素の連なり＝鎖の長さがカギを握る」ということです。

今までは一緒くたに考えられていた脂肪酸の研究が進むにつれて、

**・長鎖脂肪酸＝体にたまり、脂肪となる**
**・中鎖脂肪酸＝体にたまらず、脂肪となりにくい**
**・短鎖脂肪酸＝腸や全身に、さまざまなよい働きをする**

ということがわかってきました。なお、代表的な短鎖脂肪酸が、酢酸、酪酸、プロピオン酸です。

実は、食用油に含まれるのは長鎖脂肪酸や中鎖脂肪酸で、**短鎖脂肪酸は、食事から直接とることは非常に困難です**。

## 短鎖脂肪酸

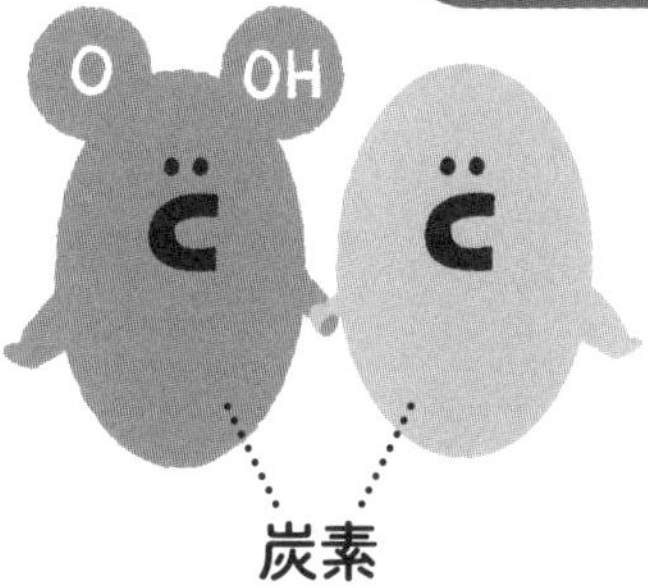


炭素が2〜6個の鎖

**腸や全身に、さまざまなよい働きをする**

※食事から直接とることは難しい

## 中鎖脂肪酸

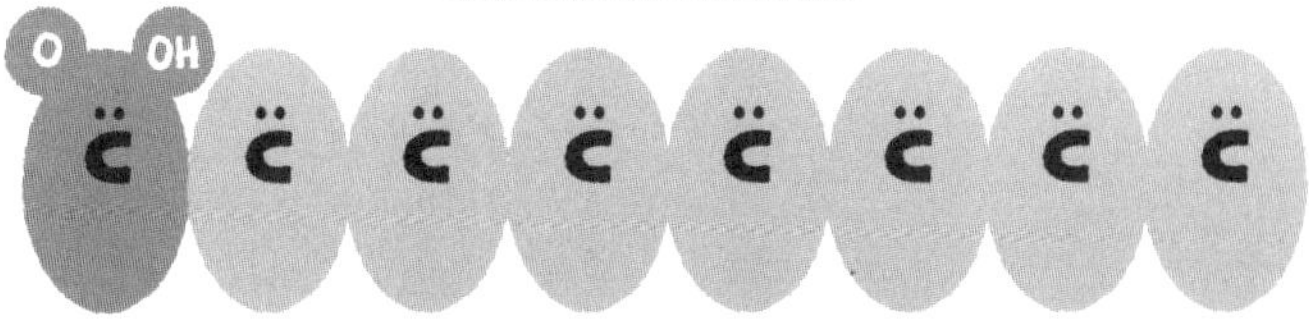


炭素が8〜10個の鎖

**体にたまらず、脂肪となりにくい**

## 長鎖脂肪酸

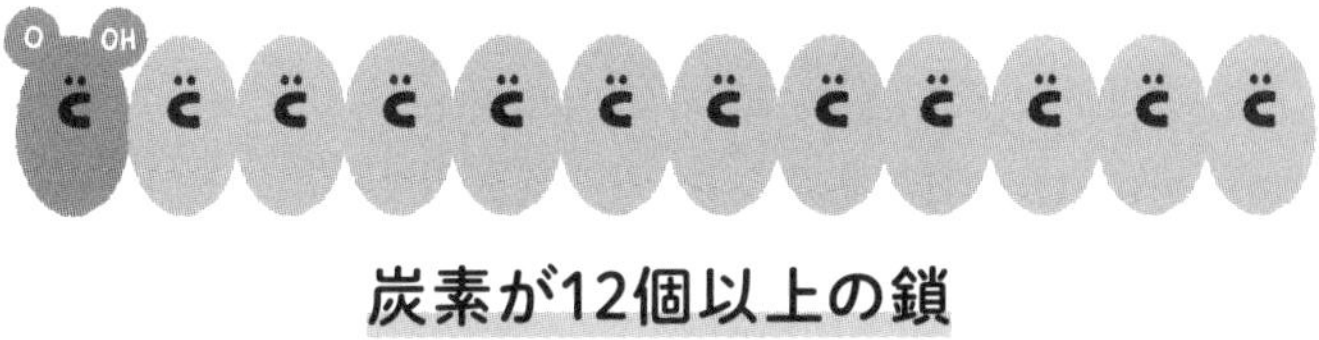


炭素が12個以上の鎖

**体にたまり、脂肪となる**

たとえば、短鎖脂肪酸の代表的なものの一つ、「酢酸」は食酢に含まれますが、ほとんどが胃で消化・吸収されてしまい、腸まで届きません。

最近では、「酢を使った腸活」「酢ダイエット」などもありますが、食酢に含まれる酢酸＝短鎖脂肪酸も、腸まで届かなければ、腸で効果を発揮することができず、せっかくの効果も半減どころか、酢のとり過ぎは胃を痛める原因にもなります。

やはり、善玉菌の「エサ」になる「腸のおそうじスープ」で善玉菌を育て、短鎖脂肪酸を生み出してもらうほうが効果的な腸活です。短鎖脂肪酸が腸で生み出されるので、腸への効果も絶大です。

## 「腸のおそうじスープ」で便秘解消、免疫力アップ！

腸で生み出された短鎖脂肪酸は、腸の機能を高め、さらに全身の機能をパワーアップさせてくれます。

腸は英語でガッツ（gut）といいますが、短鎖脂肪酸はまさに腸から全身のガッツを養ってくれる頼もしい存在なのです。

そんな短鎖脂肪酸の腸内での働きをご紹介します。

### ①腸の蠕《ぜん》動《どう》運動が活発になり便通改善

私たちの体は、その部位ごとに異なるエネルギー源を使っています。腸活の肝心要の腸の主たるエネルギー源は、実は短鎖脂肪酸です。

つまり、**腸で生み出される短鎖脂肪酸が少ないと、腸はエネルギー不足になってしまうのです。**

腸は収縮したり、弛緩《しかん》したり、活発な蠕動運動を行うことによって、必要な栄養や水分を吸収し、不要なものを便として排出しています。

腸内で短鎖脂肪酸が多く生み出され、腸が十分なエネルギーを確保できれば、蠕動運動が活発になり便通がよくなります。大腸は1・5mもあるので、それを動かすこの蠕動運動には大きなエネルギーが必要なのです。

便秘にお悩みの方は、短鎖脂肪酸を育てる食事を意識して、蠕動運動を活発にしましょう。そうすれば、おなかもスッキリするはずです。

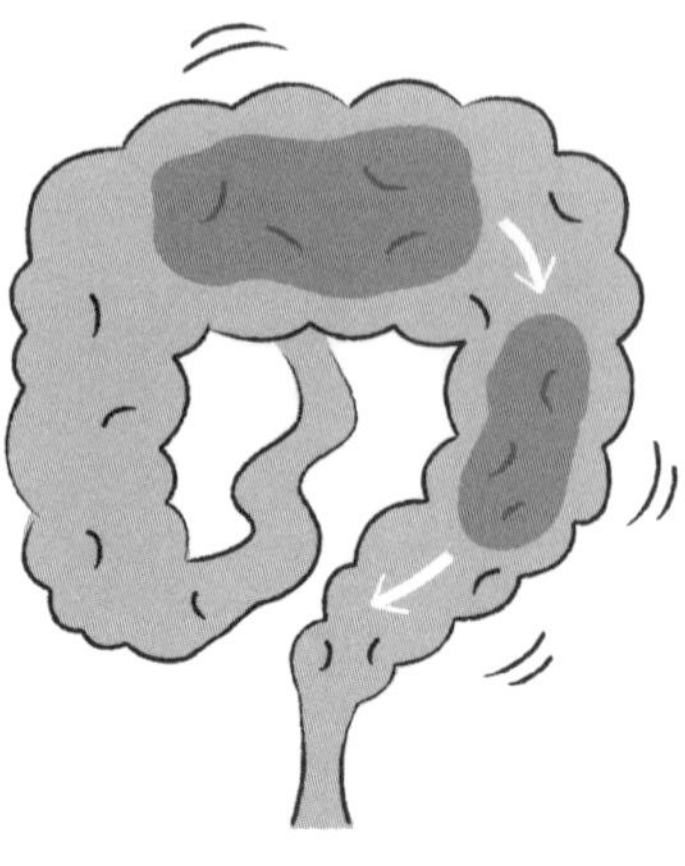

短鎖脂肪酸が腸の蠕動運動を
活発にして便秘を改善

## ②腸のミネラル吸収率をアップ

短鎖脂肪酸によって、腸のミネラルの吸収がアップします。

カルシウムやマグネシウム、鉄分、亜鉛《あえん》などのミネラルは、私たちの体に不可欠な五大栄養素の一つです。皆さんの中にも、骨粗鬆症《こつそしょうしょう》を予防するために、カルシウムを積極的にとっている方がいらっしゃるのではないでしょうか。

ただ、**いくらミネラルをたくさんとっても、腸内環境がよくないと、腸できちんと吸収されません**。

ミネラルが不足すると、骨がもろくなったり、足がつりやすくなったり、全身にさまざまな異常が生じます。

**短鎖脂肪酸は、そんなミネラル不足の予防にも一役買ってくれます**。

なぜなら、善玉菌によって短鎖脂肪酸が生み出されると、腸内は弱酸性になり、ミネラルが腸から体内に吸収されやすくなるからです。

「よく足がつる」「骨密度の低下が気になる」方は、「腸のおそうじスープ」で短鎖脂肪酸を増やし、腸内環境をミネラルが吸収されやすい状態にしたうえで、カルシウム等のミネラルを摂取しましょう。

## ③腸のバリア機能が高まり免疫力アップ

**短鎖脂肪酸には、腸内の有害な毒素が腸から体内に侵入しないように、腸の「バリア機能」を高める働きがあります。**

悪玉菌には、肉などのたんぱく質を分解する重要な役割がありますが、分解時に毒素を発生させます。毒素が腸から体内に吸収されると全身に炎症が起こります。

**全身の慢性的な炎症によって、血糖値や血圧が上昇し、がんのリスクが高まるほか、慢性腎臓病や動脈硬化が進行すると言われています。**

ここでも、短鎖脂肪酸は心強い味方。善玉菌を育てれば、短鎖脂肪酸が腸のバリア機能を高め、全身の炎症を抑えるので、これらの症状を予防することができるのです。

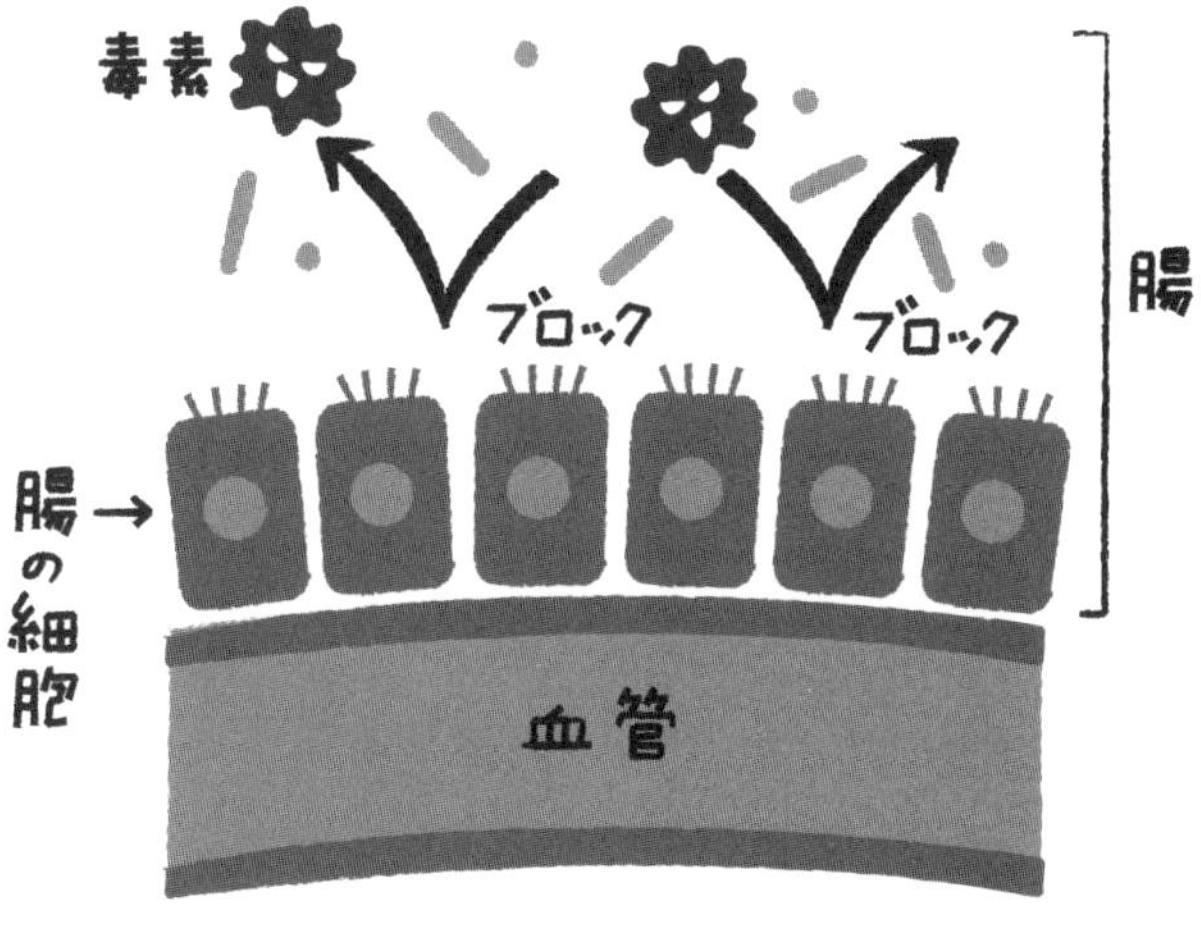


短鎖脂肪酸が腸の「バリア機能」を高める

# 2章

# 天然の万能薬「短鎖脂肪酸」のすごいチカラ

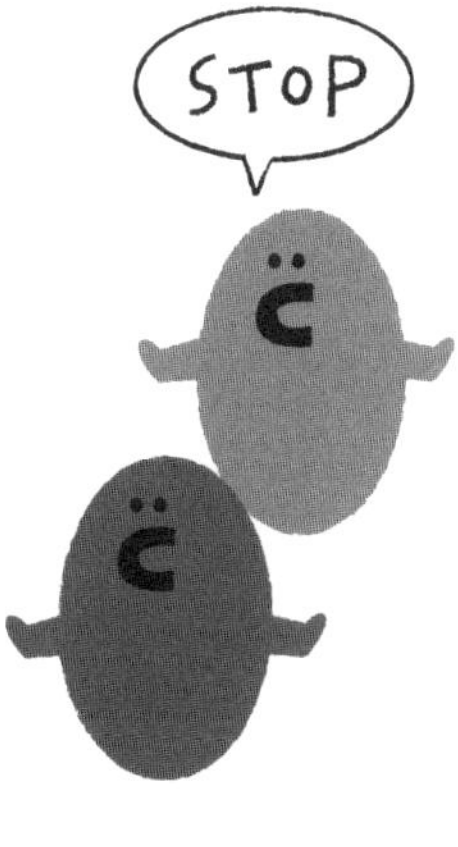

## 短鎖脂肪酸が「天然のスーパー万能薬」と言われるワケ

さて、2章では、腸で善玉菌が生み出す短鎖脂肪酸が、腸だけでなく全身にどのように有益な働きをするのかについてお話しします。最新の医学で判明している短鎖脂肪酸の驚くべき健康効果は、実に多岐にわたっており、「天然のスーパー万能薬」と呼ばれる理由がよくおわかりになると思います。

気になる症状別にページのインデックスを左に設けたので、興味のあるところから読んでいただいてもけっこうです。

## 短鎖脂肪酸がこんなお悩みを改善

- つい食べ過ぎてしまう　↓　56ページから
- 血糖値が高め　↓　59ページから
- やせ体質に手に入れたい　↓　61ページから
- ぽっこりおなかが気になる　↓　67ページから
- 筋力の衰えを感じている　↓　72ページから
- ストレスが多い　↓　76ページから
- 認知症が心配　↓　80ページから
- がんが心配　↓　82ページから
- 心臓や肺の機能をアップしたい　↓　84ページから
- アレルギー性鼻炎などアレルギーに悩んでいる　↓　86ページから
- 免疫力をアップしたい　↓　86ページから

## 短鎖脂肪酸で「やせホルモン」GLP-1が増える！

近年、やせホルモンとして話題の「**GLP-1**《ジーエルピーワン》」をご存じですか？

GLP-1は、腸内でつくられるホルモンの一つで、**膵臓**《すいぞう》に働きかけ、血糖値を下げる「インスリン」の分泌を促す作用があります。

そのため、糖尿病薬として保険診療で用いられています。

では、なぜGLP-1がやせホルモンと言われるのでしょう？

それは、**GLP-1が脳に作用すると、食欲を抑制する働きがあるからです。**

腸からGLP-1が分泌されると、脳が満腹感を覚えて、食欲にブレーキがかかるのです。最近は一部のGLP-1製剤が保険適用になり、肥満の方の「やせ薬」として処方されています。

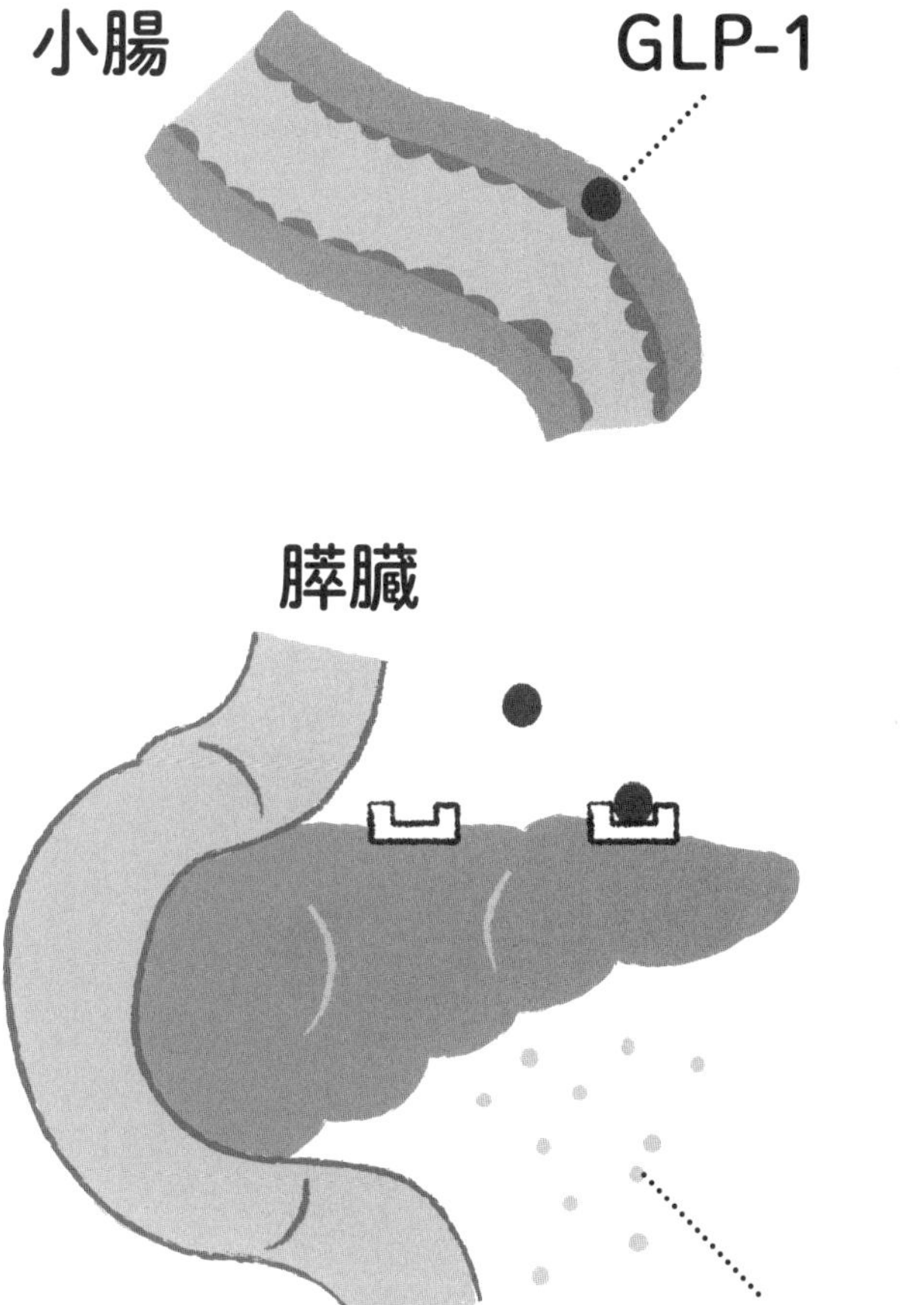


腸でつくられたGLP-1が膵臓に働きかけ、
血糖値を下げる「インスリン」の分泌を促す

腸内で生まれた**短鎖脂肪酸が小腸に働きかけると、このやせホルモンのGLP‐1が増え、やせやすく、血糖値が下がりやすい体になるのです。**

糖尿病とは診断されていなくても、「健診で空腹時の血糖値が高い」「ぽっこりおなかが気になる」という方や、実際に「食後の血糖値が高い」「つい食べ過ぎてしまう」「肥満を解消したい」という方は、無理な食事制限をするよりも、腸内の短鎖脂肪酸やして自前のGLP‐1を増やしましょう。

ちなみに、短鎖脂肪酸は、腸に働きかけ食欲を抑制する「ペプチドYY」というホルモンを増加させる作用もあるので、GLP‐1と合わせてダブルで満腹感を得やすくなりますよ。

# 血糖値を改善してアルツハイマー病を予防

実は、仮にやせていたとしても筋肉が少なかったり、ぽっこりおなかが気になったりする場合は、「隠れ糖尿病」といって、血糖値が高い方が増えています。

糖尿病と診断されるのは、空腹時の血糖値（最後の食事から10時間以上経った状態）が126㎎／dl以上のときです。

ただし、次の場合は「境界型糖尿病」と呼ばれます。

**・空腹時の血糖値が110〜125㎎／dlのとき**
**・食後2時間の血糖値が140〜200㎎／dlのとき**

最近の研究では、**境界型糖尿病でも「アルツハイマー病」を発症するリスクが健康な人の1・3倍になる**ことがわかっています。

アルツハイマー病は、脳神経が変性し、脳の一部が委縮していく過程で起きる「認知症」です。その原因の一つは、アミロイドβ《ベータ》というたんぱく質の一種が脳にたまることだと考えられています。

健康な人なら、アミロイドβは短期間で分解されて排出されますが、**高血糖が続くと、アミロイドβを分解する酵素の働きが落ち、脳にどんどん蓄積してしまうのです**。さらに、高血糖によって脳の微小な血管が傷つくことも、脳の認知機能が低下する一因になります。

ですから、短鎖脂肪酸の働きで自前のＧＬＰ－１を増やし、血糖値を改善することが将来の認知症予防につながるのです。

# 食事制限より短鎖脂肪酸で肥満知らずに

「食事制限を始めたばかりの頃は体重が落ちて喜んでいたけど、途中から体重が全然落ちなくなって挫折した……」

そんな経験はありませんか？

実は食事制限で十分な効果を実感できないのは、努力が足りないせいではありません。

63ページのグラフを見ると、食事制限を続けていても、体重の減少が頭打ちになることがわかりますよね。

仮に、毎日のエネルギー（カロリー）摂取量を10％減らした生活を続けても、体重の減少は1年で頭打ちになり、元の体重の7％以上は減らないということが、研究でわかっています。これは、元々の体重がどんな方にも当てはまります。

たとえば、毎日の食事のエネルギー摂取量を普段より100㎉減らし続けても、1年で2～3㎏しか体重は落ちず、あとは減っていかないということです。

では、なぜ食事制限を続けても、体重の減少は頭打ちになるのでしょう？ その理由は、**体重が減るにしたがって、基礎代謝量も落ちるからです**。

基礎代謝量とは、生きているだけで消費される熱量（カロリー）のこと。基礎代謝量が低下すれば、その分、体の消費カロリーも少なくなります。

つまり、食事量を減らして体重が減ると基礎代謝量が落ち、消費カロリーも少なくなるので、いつしか体重が思うように減らなくなるのです。

では、どうすればもっと楽に体重を落とせるのでしょうか？

# カロリーを減らしても、体重の減少は1年で頭打ちになる

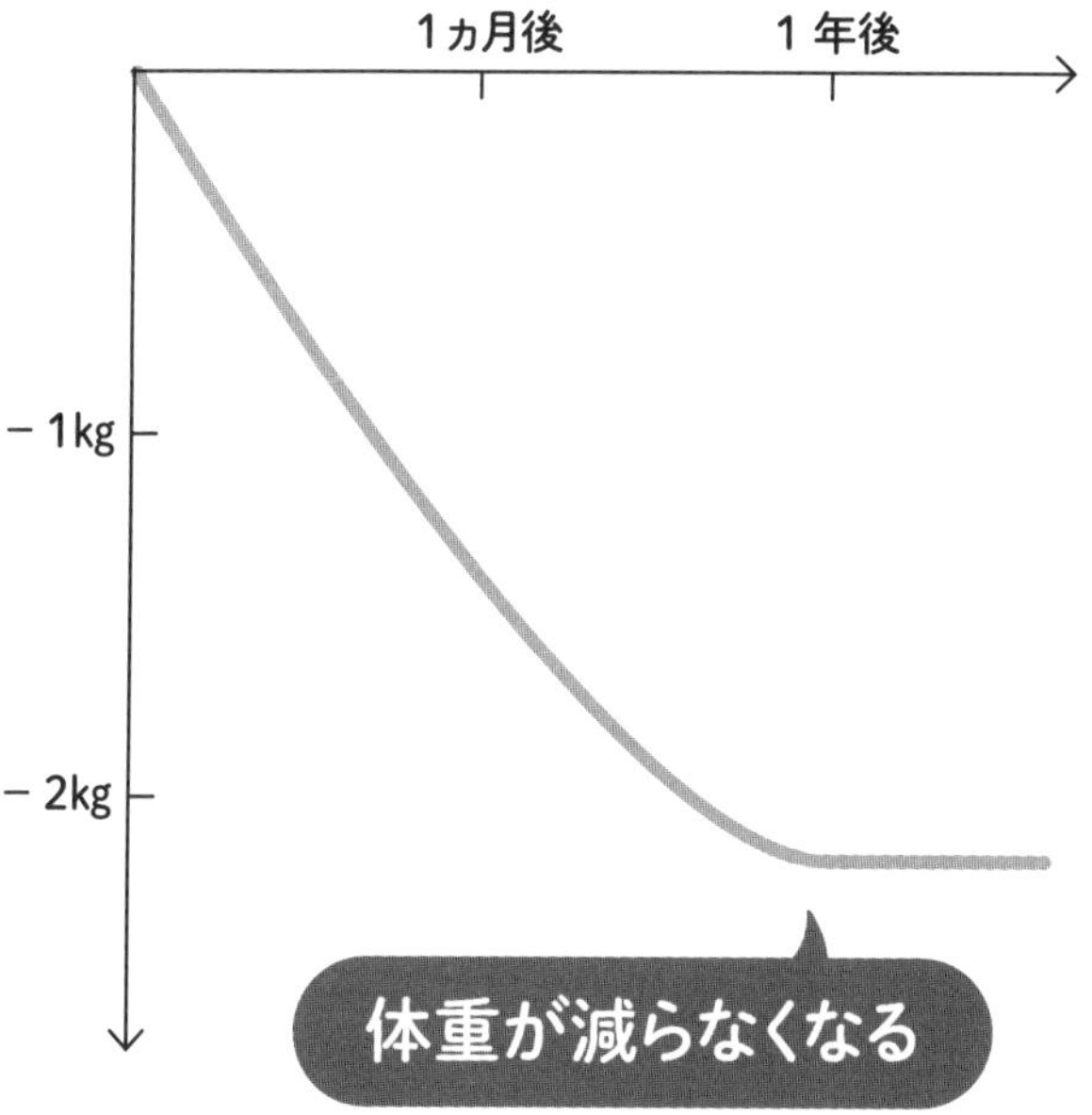

**その強力な助っ人となるのが、短鎖脂肪酸です。**

**「褐色脂肪細胞《かっしょくしぼうさいぼう》」**をご存じでしょうか？　褐色脂肪細胞は、哺乳類に特有の脂肪細胞で、熱を生み出す特殊な性質があり、エネルギーを消費します。

短鎖脂肪酸は、首周りやわきの下などにある褐色脂肪細胞から、より多くの熱を生み出し、より多くのエネルギーを消費させます。

つまり、**体内の短鎖脂肪酸が多ければ、褐色脂肪細胞からカロリーがどんどん消費されるので、息をしているだけでも基礎代謝が上がり、やせやすい体になれるというわけです。**

ちなみに、加齢によっても、基礎代謝が落ちます。

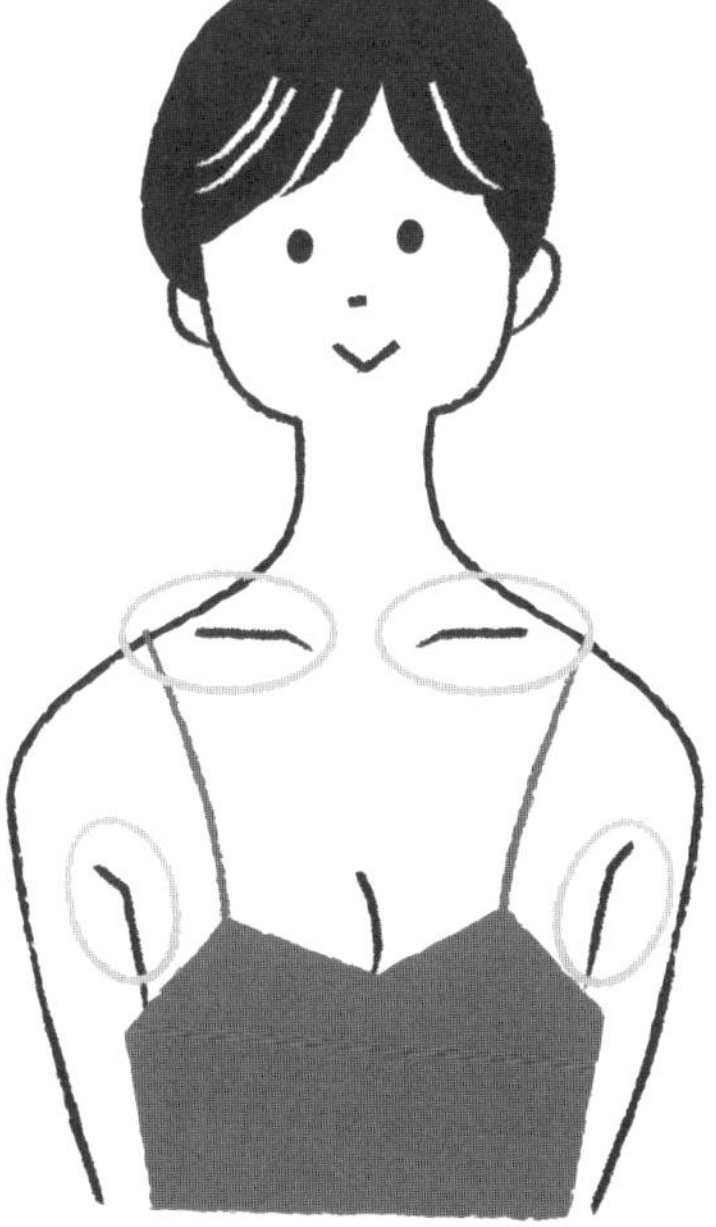

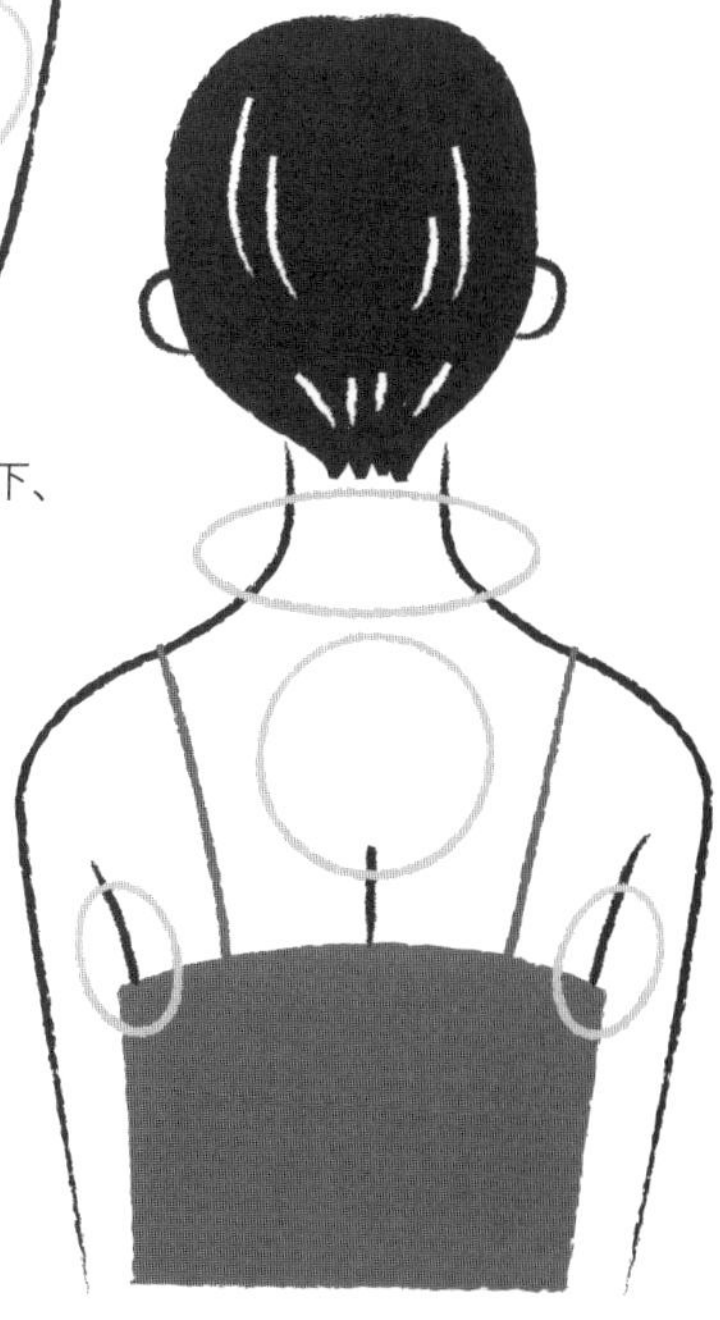

褐色脂肪細胞は、首周りやわきの下、
鎖骨の上や背骨周りに多い

「若い頃より太りやすくなった」という方も、**食事の量を極端に減らすより、短鎖脂肪酸を増やす「腸のおそうじスープ」で基礎代謝を上げ、体力や筋肉を落とさず、健康的にやせましょう**。

糖尿病や脂質異常症をはじめ、高血圧、脳梗塞、月経異常、夜間のいびき、ひざや股関節の痛みなど、肥満が原因の健康障害は多岐にわたります。

これらの病気を予防するという観点からも、短鎖脂肪酸を増やす食事をして、いくつになっても基礎代謝のよい体質を目指したいですね。

# 悪さをする脂肪の蓄積をストップ

私たちの体にある脂肪には、①皮下脂肪と②内臓脂肪があります。

皮下脂肪は、その名の通り皮膚の下にあります。

内臓脂肪は、皮下以外の胃腸などの内臓の周りにあります。

では、悪さをするのは、どちらの脂肪でしょうか？

①の皮下脂肪

②の内臓脂肪

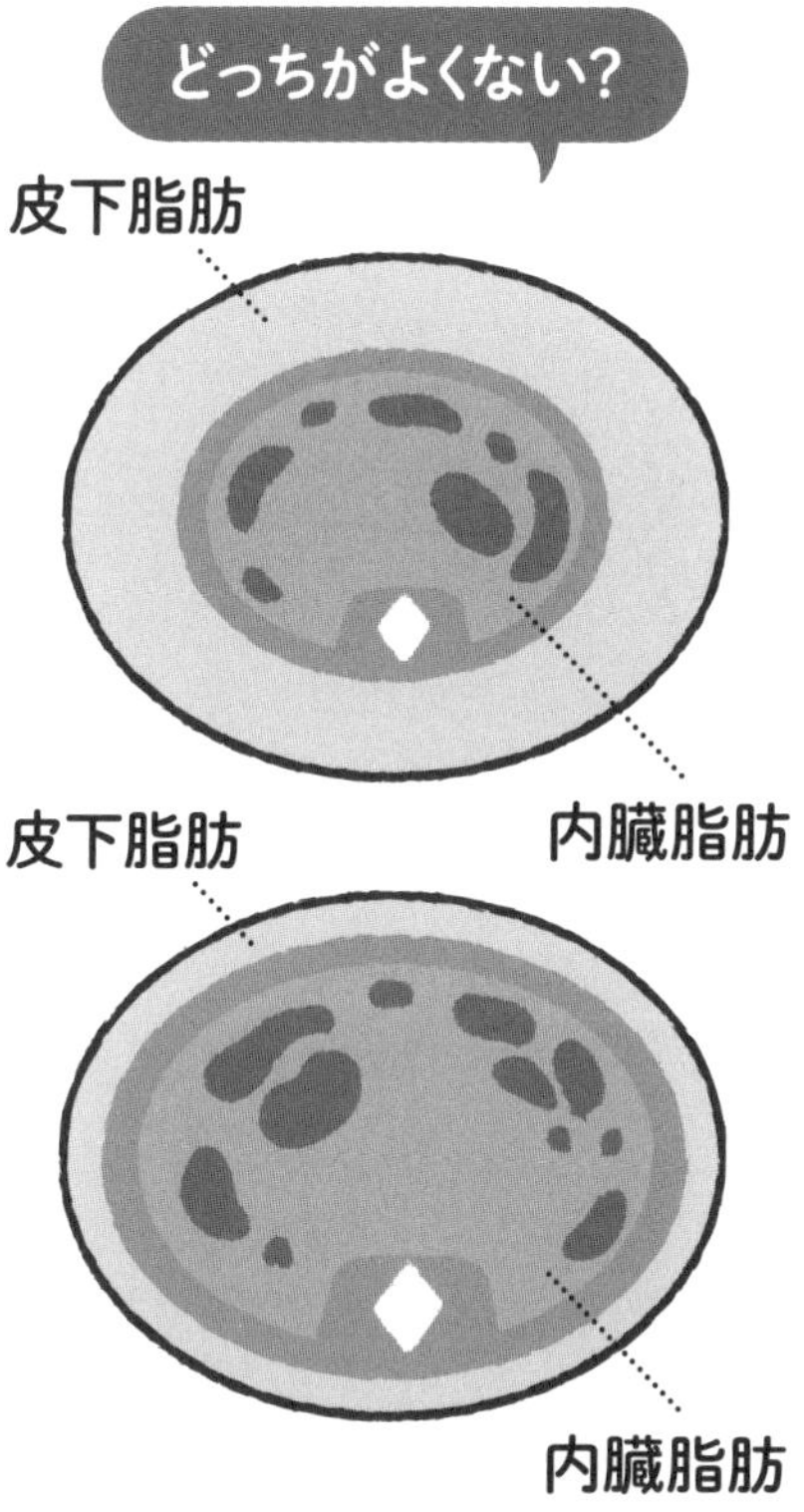

答えは②の内臓脂肪です。皮下脂肪も内臓脂肪も白色脂肪細胞でできているのですが、内臓の周りにたまった白色脂肪細胞はさまざまな病気を引き起こす原因になります。

また、白色脂肪細胞は脂肪をため込んで大きくなる性質があるのですが、必要以上に大きくなると、困った問題が起きます。

巨大化した白色脂肪細胞には、免疫細胞が集まってきて、炎症が起こるのです。炎症は全身に波及するので、血糖値や血圧、中性脂肪値の上昇、脂肪肝などを引き起こします。いわゆる「メタボ」（メタボリックシンドローム・内臓脂肪症候群）ですね。メタボになると、動脈硬化や心筋梗塞のリスクも高まりま

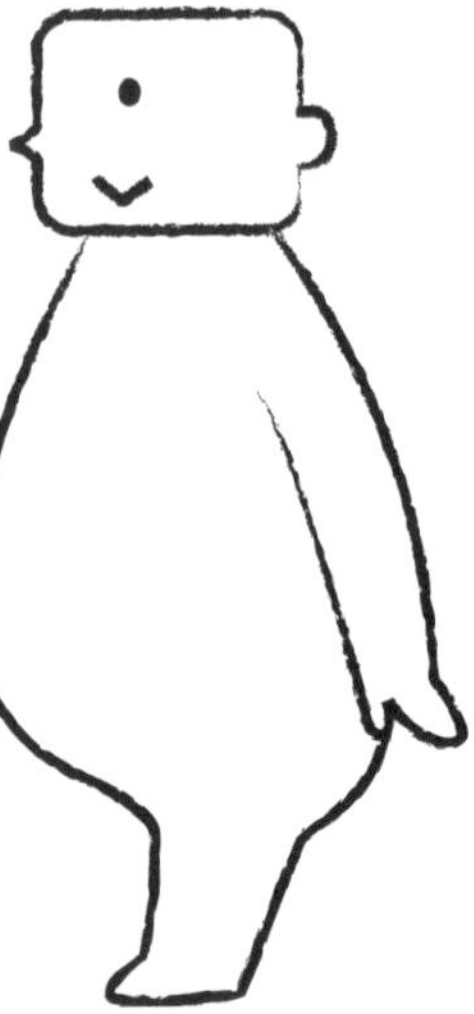

内臓脂肪が多い
メタボ体形

す。

問題はそれだけではありません。実は、内臓脂肪の白色脂肪細胞は、

**・血糖を下げるインスリンの効果を高める「アディポネクチン」**

**・食欲を抑制し、基礎代謝をアップする「レプチン」**

という有益なホルモンも分泌するのですが、巨大化するとこれらのホルモン量が減り、効き目も弱くなることがわかっています。

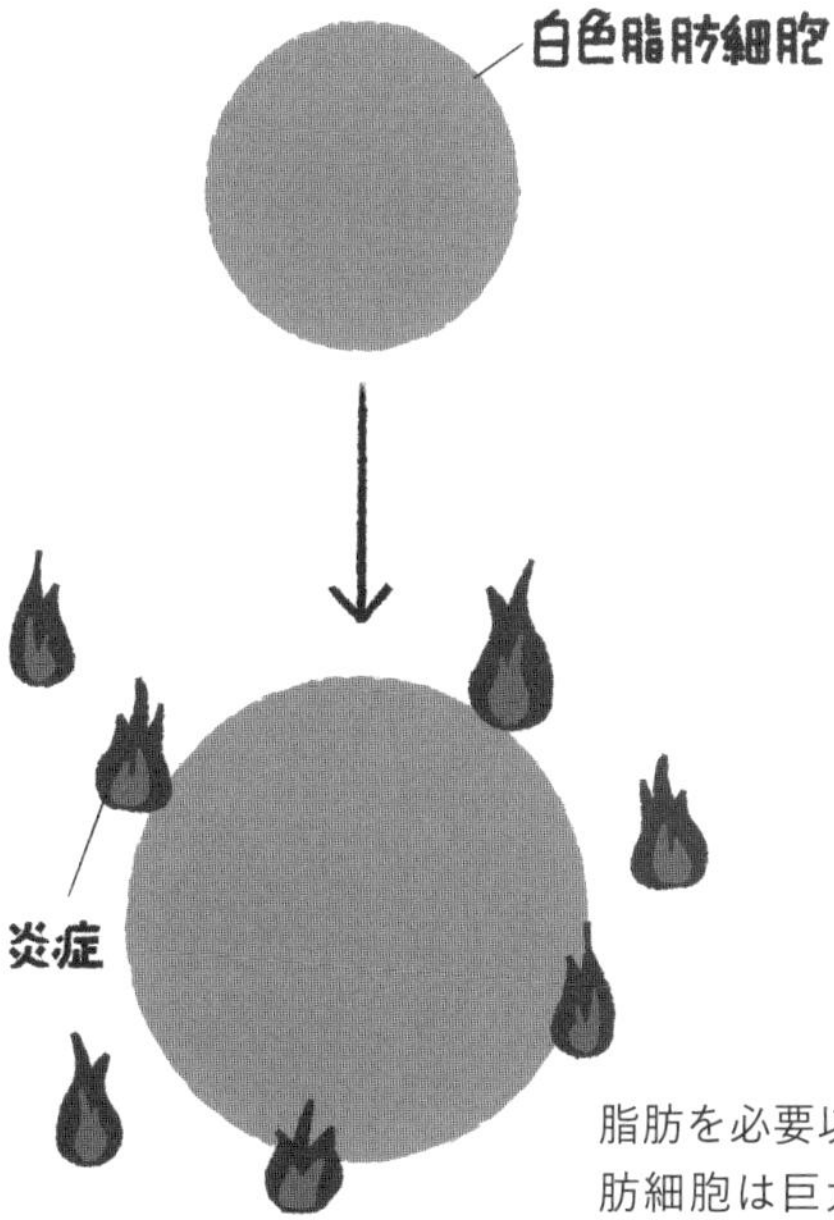


脂肪を必要以上にため込むと白色脂肪細胞は巨大化し、炎症が起こり、さらに炎症は全身に広がる

しかも、特に肥満体形でなくても、日本人を含むアジア人は、欧米人に比べて、遺伝的に内臓脂肪を蓄積しやすいことがわかっています。

同じ身長と体重であっても、肥満ではない日本人と欧米人を比べると、日本人のほうが内臓脂肪が多い傾向があるのです。

「自分は太っていないから大丈夫」と思っている、中肉中背～やせ体形の人でも、ちょっとおなかが出ていて内臓脂肪がたまった〝隠れメタボ〟に要注意です。

この場合も、スーパー万能薬の短鎖脂肪酸を増やしてメタボが完成する前に

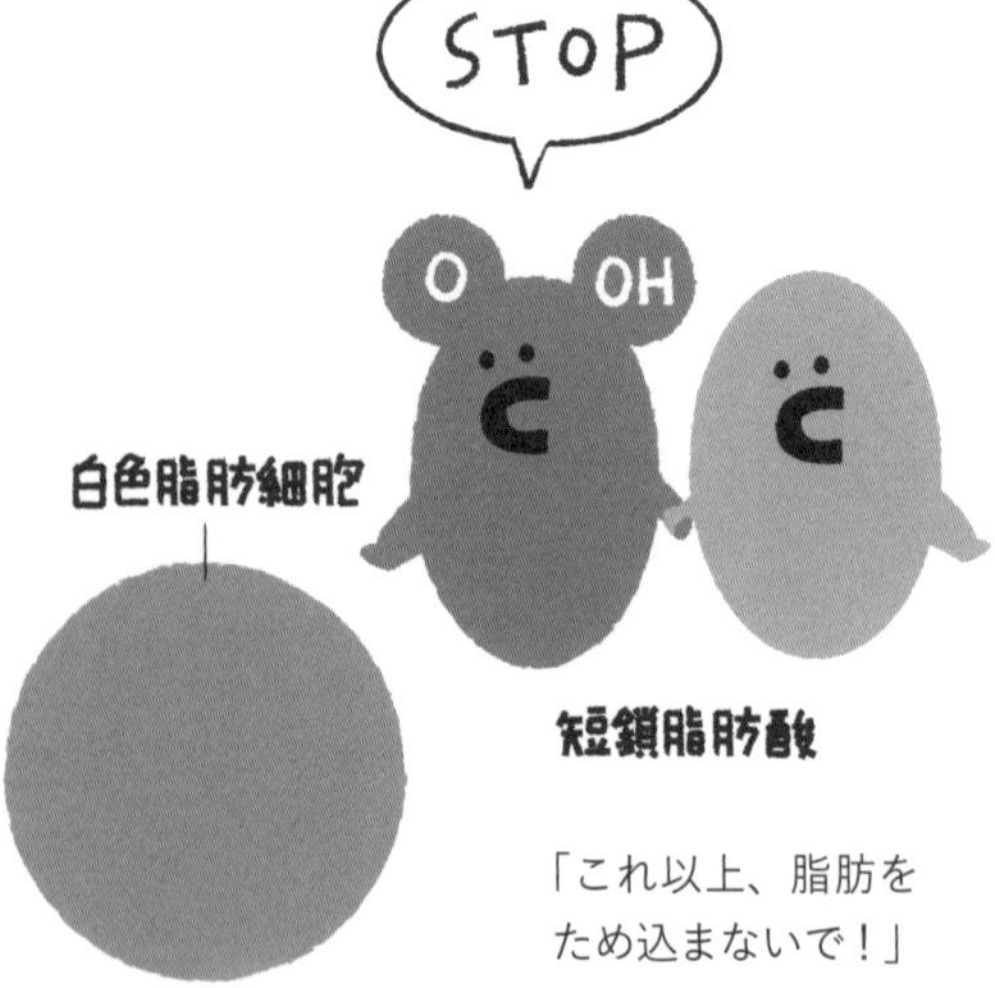


「これ以上、脂肪をため込まないで！」

対処しましょう。

短鎖脂肪酸は、白色脂肪細胞に対して「これ以上、脂肪をため込まないで！」と指示をします。

**その結果、全身の炎症が抑えられ、白色脂肪細胞から出るアディポネクチンやレプチンなどの働きもアップ。**

短鎖脂肪酸を増やす腸のおそうじスープで、内臓脂肪がたまりにくくなれば、血糖値や血圧、中性脂肪値が上がりにくくなり、心筋梗塞や脳梗塞のリスクも抑えることができます。

# 筋力の衰え対策にも短鎖脂肪酸が一役

「イスから立ち上がるのが、おっくうになった」「ペットボトルのフタがかたくて開けられない」――

加齢とともに、そう訴える方が増えてきます。

そんなとき、あなたならどうしますか？

**A. 年なので仕方ないとあきらめる**

**B. 筋トレをして鍛える**

**C. 腸内の短鎖脂肪酸を増やす**

イスから立ち上がりにくくなるのは、筋肉量と瞬発力の衰えの問題です。

まず、Aを選んだ方。確かに若い頃より、筋肉量も筋力も衰えますが、あきらめるのはまだ早いです。

**筋肉はいくつになっても増やせます**。

Bを選んだ方へも、効率よく筋トレの効果をアップさせる方法をお伝えします。特におすすめなのは、**Cの腸内の短鎖脂肪酸を増やす**です。最近の研究実証で、筋肉の元となるたんぱく質をとる量が同じでも、**腸内の短鎖脂肪酸が多いと、筋肉がつきやすい**ことが判明したからです。

その実験で使われたのは、マメ科植物の種子からとったグァーガムという物質。ドレッシングなどの「食品添加物」として広く使われているものです。

グァーガムは、水溶性食物繊維が豊富なので、腸内の善玉菌のエサとなり、短鎖脂肪酸に生まれ変わります。ただし、グァーガムはあくまでも食品添加物なので、短鎖脂肪酸を増やす目的で毎日摂取するのには向いていません。

研究では、たんぱく質だけをとる場合と、同量のたんぱく質にグァーガムを加えてとる場合の2グループに分けて、筋肉量の変化を測定しました。

その結果、グァーガムをとった場合のほうが、筋肉量が増えました。

このことから明らかになったのは、**短鎖脂肪酸には、筋肉をつきやすくする力がある**ということです。つまり、筋肉の衰えを防ぐには、腸からもアプローチできるということですね。

さらに、**筋肉量が増えると、基礎代謝がアップするので肥満改善に役立ちます**。

また、筋肉は血中の糖を取り込み、食後の血糖値を下げるので、**筋肉量が増えると、食後の血糖値が上がるのも抑えられます**。

逆に筋肉量が少ないと、取り込める糖の量も少なくなり、取り込めなかった糖が血中に漂うため、やせている人でも食後の血糖値が高くなってしまいます。血糖値が気になる方は、無理な食事制限よりも、腸内の短鎖脂肪酸を増やして、筋肉量を増やすのが得策です。

筋肉量が増えれば、イスからもスイッと楽に立ち上がれるようになりますし、ペットボトルのかたいフタも簡単に開けられるようになるはずです。

短鎖脂肪酸を増やすためには、毎日の食事を利用するのが一番。3章で詳しくご紹介する「腸のおそうじスープ」で短鎖脂肪酸を増やし、効率よく筋肉量をアップさせましょう。

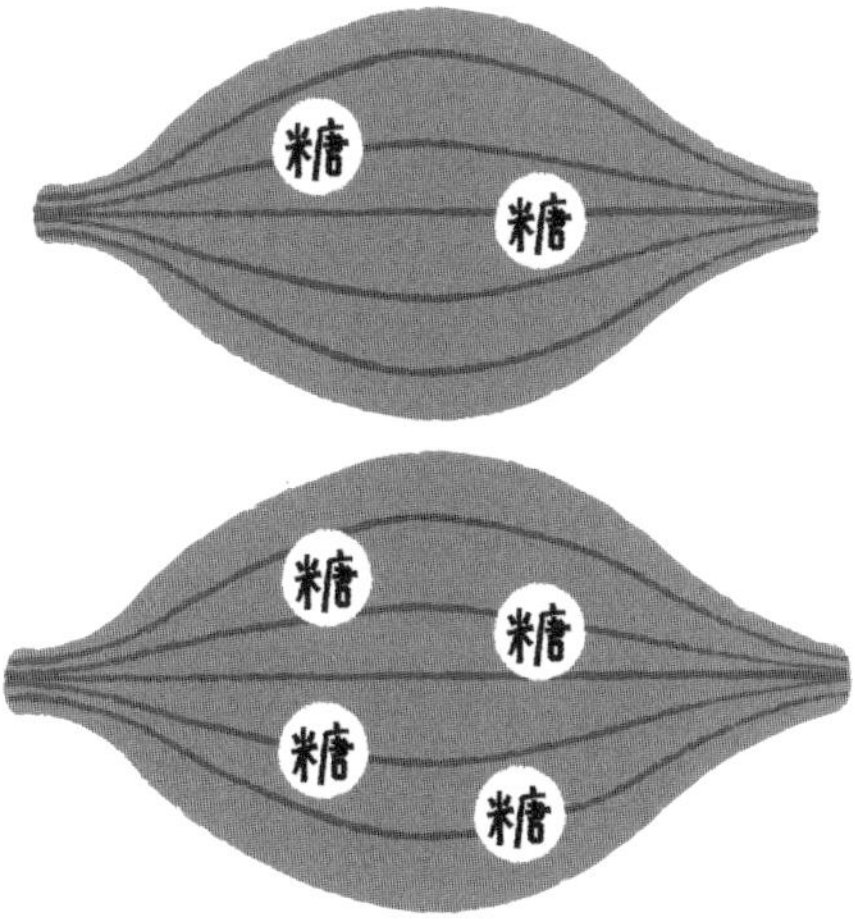


筋肉量が多いと、血中から取り込める糖も多い＝
食後の血糖値上昇を抑えられる

## ストレスホルモンを抑え、幸せホルモンをアップ

ストレス対策にも、短鎖脂肪酸が有効です。

ストレスを抱えていると、心がすり減って疲れてしまいますよね。

そんなストレス生活を長く続けていると、心だけではなく、体にも悪影響を及ぼします。

たとえば、ストレスはこんな病気のリスクにつながります。

**・血糖値の上昇、糖尿病**
**・高血圧**
**・心臓病**

ではなぜ、目に見えないストレスが、体までむしばむのでしょう？

その一因となるのが、ストレスホルモンの「コルチゾール」です。

私たちはストレスを感じると、このコルチゾールが分泌されます。コルチゾールは本来、ストレスに対処するために必要なホルモンです。ですが、慢性的なストレスにさらされ続けると、血液中のコルチゾール値がずっと高い状態のままになり、こんな厄介な問題まで起こってきます。

**・筋肉量が減り、筋力も低下する**
**・脳の海馬《かいば》の萎縮が進行して、認知症リスクが高まる**

コルチゾール値がずっと高い状態が続くと、脳の中で記憶を司っている海馬が萎縮してしまうので、認知症の発症にもつながるのです。

短鎖脂肪酸は、こうしたリスクからも私たちを守ってくれます。

というのも、**短鎖脂肪酸には、ストレスにさらされたときに血液中のコルチゾール値が上がるのを抑える効果がある**からです。

また、ストレス過多な生活が続いていると、心身が常に緊張状態にあるため、なかなかリラックスできません。

そんなとき、**体内の短鎖脂肪酸が増えると、「幸せホルモン」と呼ばれる脳内物質セロトニンの分泌が促され、リラックス効果がもたらされます**。

ちなみに、セロトニンには腸の働きを活発にする作用もあるので、便秘改善も期待できます。

ストレスを感じているときは、食事の準備をするのもおっくうですよね。

その点、「腸のおそうじスープ」であれば、「スープのもと」にお湯を注ぐだけで、短鎖脂肪酸を効率よく増やし、ストレスから体を守ることができます。

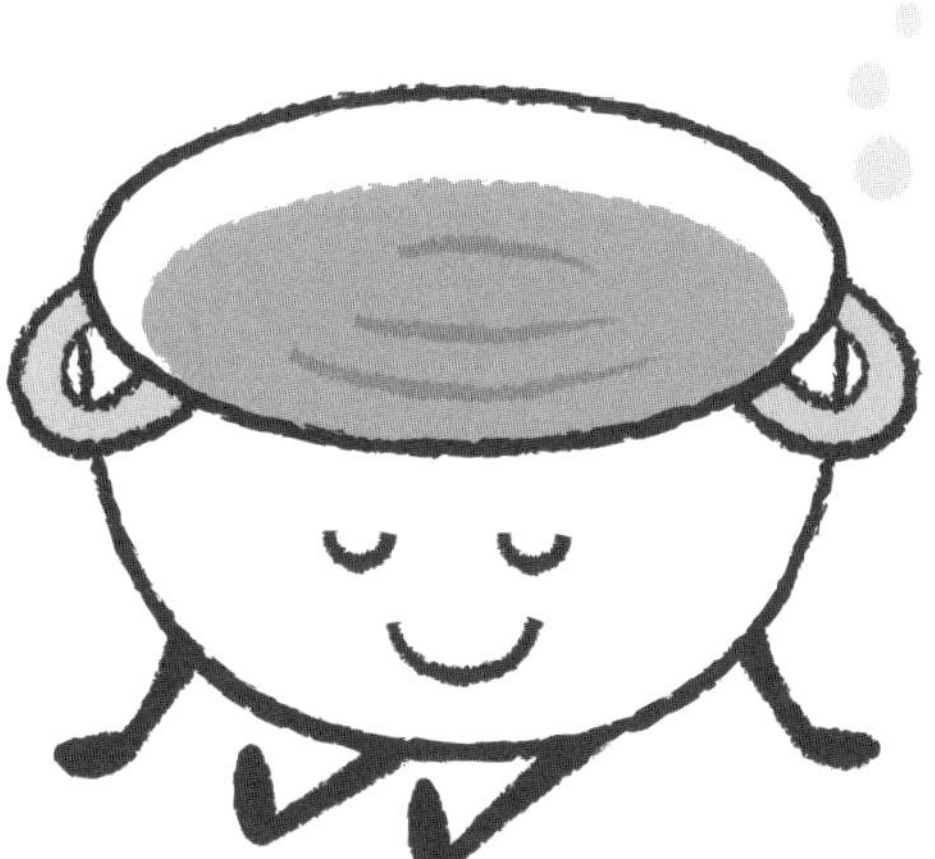

# 認知症と腸の深い関係

ストレスが認知症の発症リスクを高めるというお話をしましたが、脳がダメージを受けると、物忘れがひどくなったり、すぐにイライラしたりするといった症状が現れてきます。

認知症を発症する原因には、ストレスによるコルチゾール値の上昇以外にも加齢や脳で記憶を司る海馬の炎症など、さまざまな要因が考えられます。

**最近の研究では、短鎖脂肪酸の代表とも言える「酢酸」の血中濃度が低いことが、認知症を発症するリスクにつながることが明らかになりました。**

酢酸の血中濃度が低いということは、すなわち腸で短鎖脂肪酸がうまく作られていないということです。
つまり、腸内の短鎖脂肪酸を増やして酢酸の血中濃度が上げれば、認知症のリスクを下げられる可能性が出てきました。

では、なぜ腸でつくられる短鎖脂肪酸に、脳の病気である認知症を予防できる効果が期待されているのでしょうか？
その理由は、**短鎖脂肪酸には、認知症の原因となる海馬の炎症を抑える効果や、脳の「神経栄養因子」を増やす効果がある**からです。

ちょっと難しい言葉ですが、神経栄養因子とは、脳の神経細胞が発生したり、成長したり、再生したりする際に必要なたんぱく質で、脳内で記憶を司る海馬に多く含まれています。65歳以上になると、加齢とともに男女問わず、この神経栄養因子が減っていくことがわかっています。

# 炎症が広がるのを抑えてがんを予防

腸には有害な物質が体内に侵入しないように防御する「バリア機能」があるというお話を50ページでしましたよね。

腸の内側の細胞は、タイトジャンクションと呼ばれるたんぱく質でつながり合って、バリアを張っています。**このバリア機能によって、細菌や毒素などが腸の中にとどまるようにし、腸以外の臓器に拡散するのを防いでいるのです。**

ですが、生活習慣の乱れや便秘によって腸のバリア機能が低下してしまうと、細菌や毒素を腸内にとどめておけなくなります。これらの有害物質は腸から体内に侵入し、血流に乗って全身に広がると全身に慢性的な炎症（慢性炎症）が起こります。

ケガをして皮膚が赤く腫れたり、風邪でのどの粘膜が痛くなったりするような一時的に生じる炎症は、急性炎症です。

一方、**慢性炎症は、体内でじわじわと悪さをします。がんもその一つ**。

そんな大ごとになる前に腸のバリア機能を万全に整え、毒素が全身に広がるのをがっちりガードしたいものです。

さらに、万が一体内で炎症が起こっても、**短鎖脂肪酸には免疫細胞のT細胞というリンパ球を活性化させて、炎症が広がるのを防ぐ力もあります**。

なお、近年、大腸がんはがんによる死因の上位を占めていますが、腸で生み出された短鎖脂肪酸はまず、腸の炎症を抑えるのでダイレクトに腸に働きかけ、大腸がんの予防にも役立ちます。

# 心臓や肺へのダメージを軽減

元気に生きるためには、心肺機能も大切です。特に心臓は、血液を全身に送り出すポンプの役目を果たしている生命線。

もし血圧が高いと、心臓は強い圧に負けないように血液を押し出さなければならず、まるでハードな筋トレをし続けるようなことになります。目安としては、収縮期血圧が１４０㎜Hg以上の高血圧だと、心臓に強い負担がかかります。

高血圧状態が続けば、心臓は徐々に肥大するだけでなく、炎症を起こします。血圧が高いと動脈硬化も進むので血管が細くなり、肥大して炎症した心筋に十分な血液が行き渡らなくなり、狭心症や心筋梗塞のリスクも高まってしまうのです。

**体内の短鎖脂肪酸には心臓にも作用し、心臓の肥大や炎症を抑え、高血圧による心臓へのダメージを軽減する効果も知られています。**

さらに、体内の短鎖脂肪酸が増えると、空気の通り道である気道の炎症が抑えられるので肺の負担が減り、たとえばぜんそくの人の肺機能が改善することもわかっています。

# 短鎖脂肪酸で免疫力をアップしアレルギー体質を改善

短鎖脂肪酸は、免疫力アップにも大いに貢献しています。

腸には全身の免疫細胞の7~8割が集まっています。いうなれば、腸はウイルスや細菌などの病原体から体内を守る関所です。

腸内で短鎖脂肪酸がつくられると、腸の免疫細胞にダイレクトに働きかけます。

すると、腸の免疫細胞は「免疫グロブリンA」という免疫物質を活発につくるようになります。

そして、腸内で病原体を見つけると、免疫細胞はこの免疫グロブリンAを分泌して、病原体を退治し、病原体が腸から体内に侵入するのを未然に防いでくれるのです。

さらに、この免疫グロブリンAは全身を駆けめぐるので、腸内だけでなく、全身の免疫力がアップします。

病原体が口や鼻から侵入しようとするときも、腸からやってきた免疫グロブリンAが病原体を撃退する手助けをするのです。

**短鎖脂肪酸を増やせば、病原体から守ってくれる免疫グロブリンがたくさんつくられ、全身の免疫力がパワーアップし、風邪をひきにくくなるでしょう。**

さらに、**短鎖脂肪酸は行き過ぎた免疫反応をむしろ抑え、アレルギー体質を改善するのにも役立ちます。**

免疫は、炎症を促進する働きと、炎症をしずめる働きのバランスで成り立っています。

仮に、炎症を促進する働きが暴走すると、過剰な免疫反応が起こり、アレルギー性鼻炎や食物アレルギーなどのアレルギー反応が引き起こされます。

短鎖脂肪酸は、炎症をしずめる制御性T細胞の働きを活発にするので、異物に対する過剰な免疫反応が起こるのを防いでくれるのです。


いかがですか？


想像をはるかに超えた短鎖脂肪酸の活躍ぶりに、驚かれた方も多いのではないでしょうか？

腸だけでなく、全身のさまざまな不調から私たちを救ってくれる短鎖脂肪酸は、スーパー万能薬であり、スーパーヒーローですね。

次の章では、そんなすごい短鎖脂肪酸を効率よく生み出せる「腸のおそうじスープ」の作り方をご紹介します。

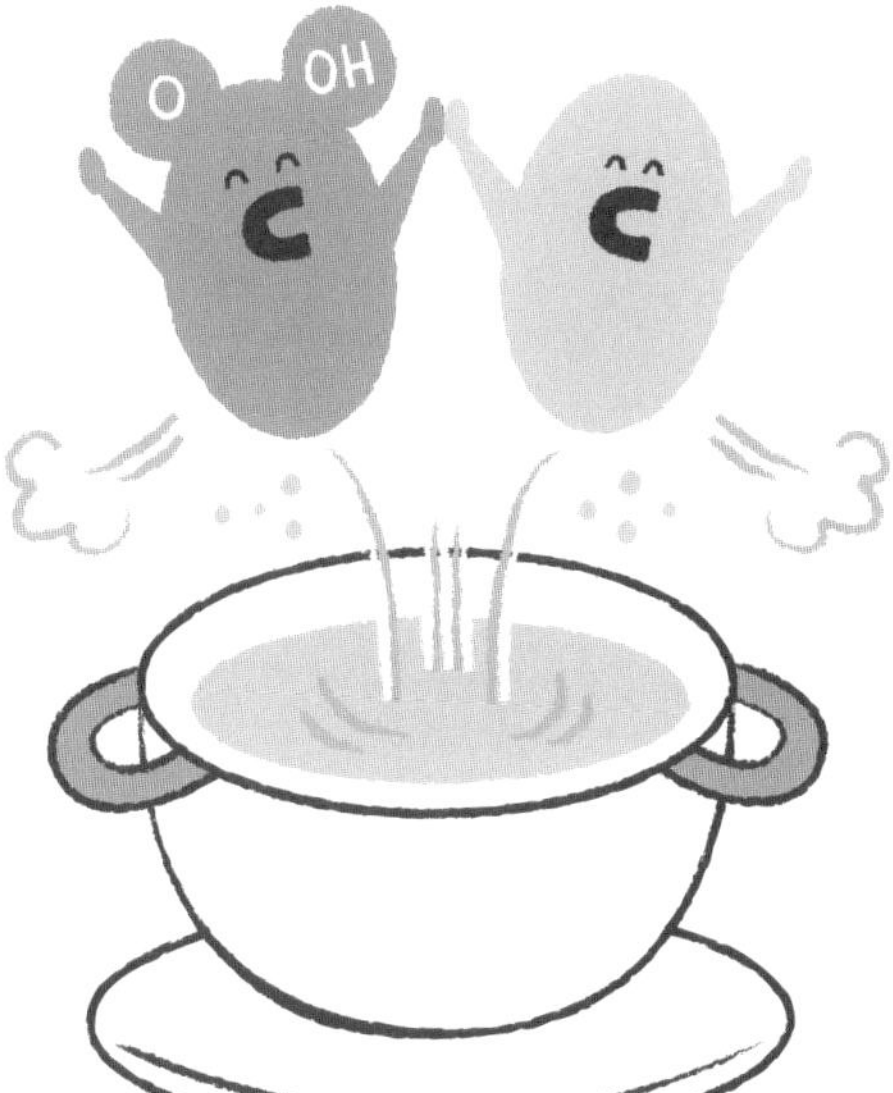

# 3章

# 1日1杯「腸のおそうじスープ」

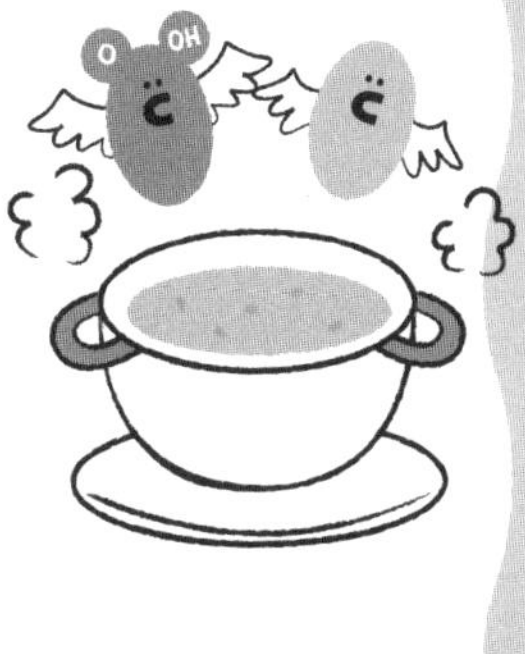

# 短鎖脂肪酸を効果的に増やす食材を厳選

「腸のおそうじスープ」の作り方と飲み方、さらにアレンジレシピをご紹介しましょう。

その前に、ちょっとおさらいです。短鎖脂肪酸を効率よく増やすポイントは、この2点でした。

**①腸のおそうじをして、善玉菌のすみ心地がよい腸内環境を整える**

**②善玉菌が好物の「エサ」を与え、育てる（育菌）**

**＝**

**短鎖脂肪酸を生み出す**

これらを実現できるのが、

**「腸のおそうじスープ」です。**

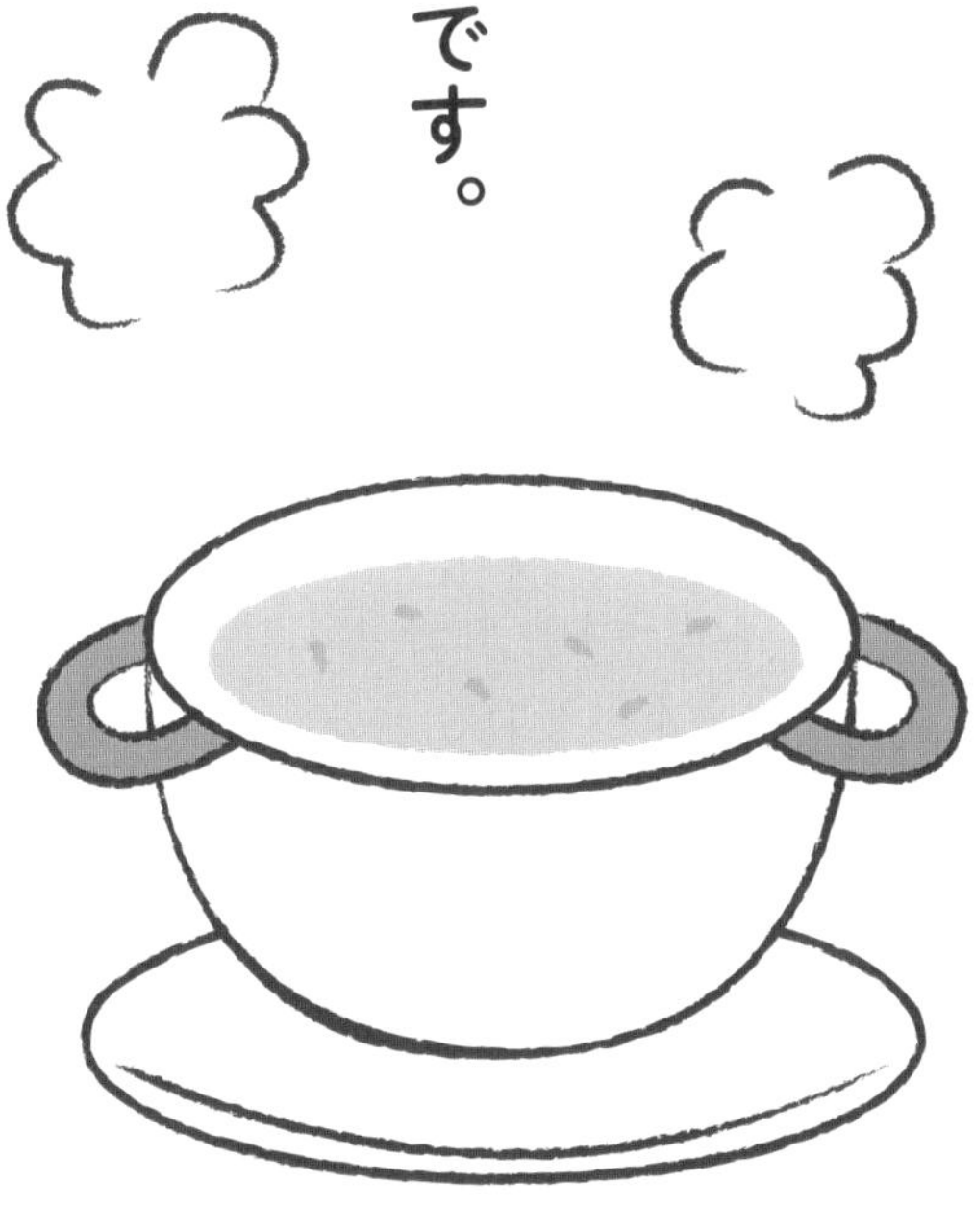

使う食材は、6種類です。

## ごぼう、たまねぎ、蒸し大豆、赤みそ、酒かす、しょうが。

いずれも水溶性食物繊維やオリゴ糖が豊富な食材です。

**手軽な食材の中から、味のバランスを考え、この6種類を厳選しました。**

この6種類を使って「腸のおそうじスープのもと」を作ります。

食材を切って、混ぜて、電子レンジでちょっと加熱するだけなので、簡単です。まとめて作って冷凍しておけば、使いたいときにお湯を注ぐだけ。

**どんな献立にも合いますし、スープ以外のメニューにも幅広くアレンジできますので、毎日飽きずに楽しめます。**

## 朝にこそ「腸のおそうじスープ」を飲みたい理由

人によって感じる効果の差はありますが、**まずは2週間飲むことをおすすめします。**2週間続いたら3週間、4週間と、ぜひ続けていってください。

**ちなみに、腸のおそうじスープを飲むのは朝がおすすめです。**

朝は目覚めとともに、食べ物によって腸が動き出す絶好のチャンスだからです。朝に短鎖脂肪酸が生み出されると腸の蠕動運動がパワーアップし、お通じがよくなります。

また、**朝にスープを飲むほうが夕に飲むよりも善玉菌の育菌効果は大きく、そして長持ちする**ことがわかっているので、効率のよい腸活ができます。

**忙しい朝であっても、スープ1杯だけでいいので飲んでみましょう。**

もちろん、一番のおすすめは朝に飲むことですが、どうしても難しいという方は飲めるときでかまいません。腸のおそうじスープは続けて飲むことが大切です。

それでは、腸のおそうじスープを作って飲んでみましょう。みそがベースのスープは、ほっとする風味でとてもおいしいですよ。

# 「腸のおそうじスープのもと」にお湯を注げば飲めます

## 1 「スープのもと」を作る

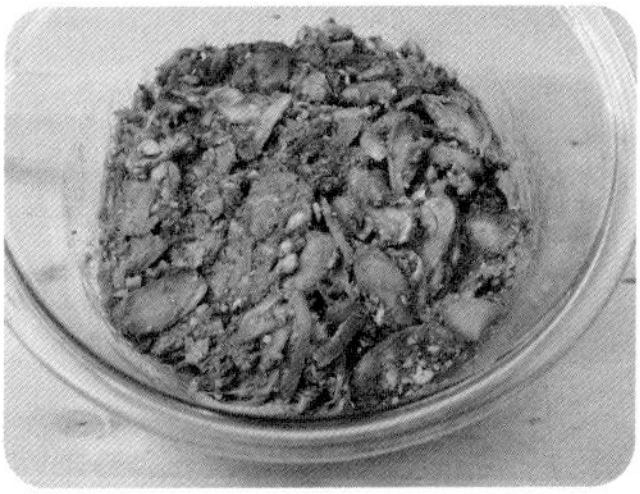

ごぼう、たまねぎ、蒸し大豆、赤みそ、酒かす、しょうがを混ぜて、レンジで加熱します。

↓

## 2 「スープのもと」を凍らせる

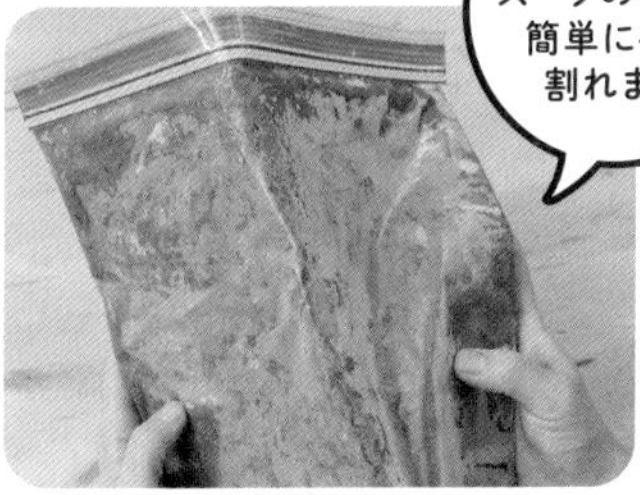


スープのもとを保存袋に入れたら、平らにして冷凍保存します。

↓

## 3 「スープのもと」にお湯を注いで飲む

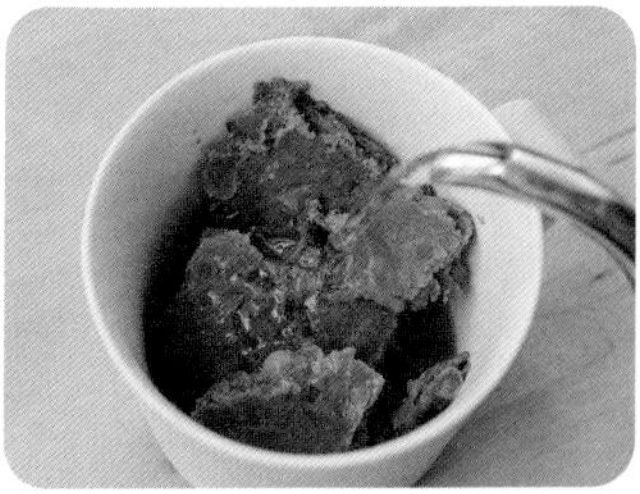

凍ったままのスープのもとを65～70g容器に入れ、熱湯を注いだらできあがり！

短鎖脂肪酸をしっかり出す!

# 6つのスーパー食材

## 1 ごぼう

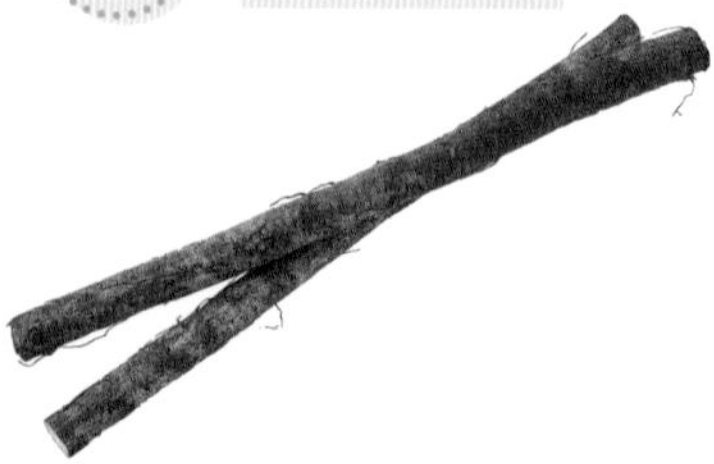

腸の万能薬、短鎖脂肪酸を生み出すのに不可欠な水溶性食物繊維とオリゴ糖。ごぼうはどちらも豊富です。**ごぼうの水溶性食物繊維イヌリンは、食後血糖値の急上昇を抑え、オリゴ糖とともに善玉菌を増やします。**さらに腸を活性化する不溶性食物繊維も多いので、便通改善にも一役。

## 2 たまねぎ

善玉菌のエサになる水溶性食物繊維とオリゴ糖をはじめ、食物繊維と似た働きをする難消化性たんぱく質のレジスタントプロテインがたっぷり。体の酸化や炎症を抑える抗酸化物質のケルセチンも多く含まれているので、**老化予防や美肌づくりにも役立ちます。**

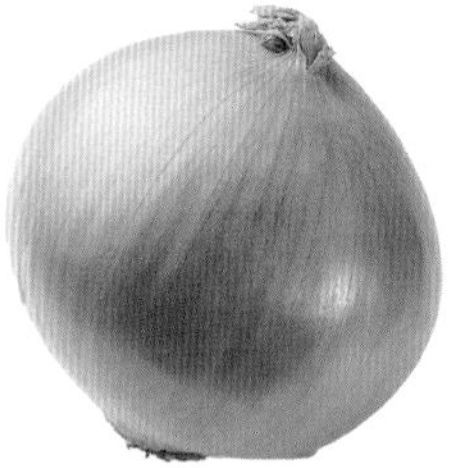

## 3 蒸し大豆

ビフィズス菌などの善玉菌を増やし、腸内環境を整えるオリゴ糖と不溶性食物繊維も豊富です。さらに、**腸内の老廃物を排出し、コレステロール値を下げるのに役立つレジスタントプロテインも多く**、不足しがちなたんぱく質も補えます。水煮大豆より栄養価も高いです。

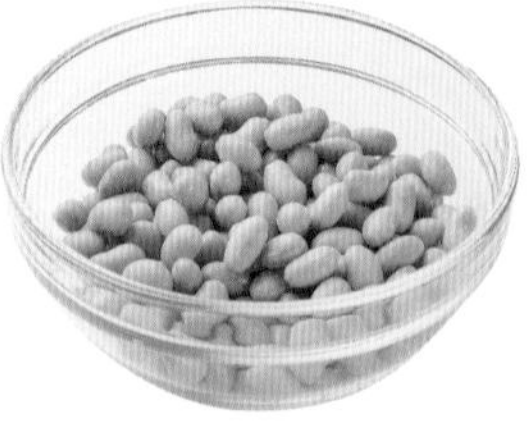

## 4 赤みそ

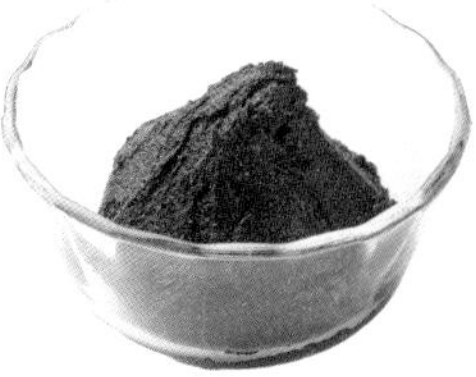

水溶性食物繊維とオリゴ糖はもちろん、発酵食品に多い乳酸菌もたっぷり。原料の大豆には必須アミノ酸や高血圧予防に役立つ大豆イソフラボンも豊富です。特に**赤みそに多い抗酸化成分メラノイジンは老化予防に役立ち、短鎖脂肪酸の生成を促してくれます。**

## 5 酒かす

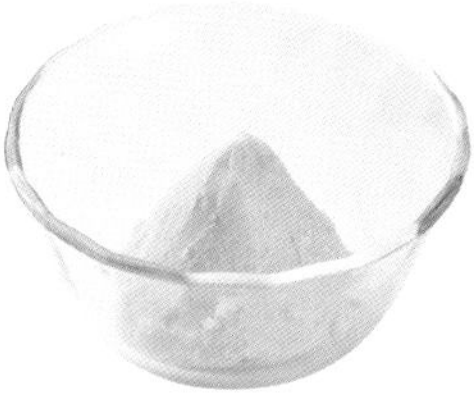

**酒かすに多いレジスタントプロテインには脂質を排出する作用があり、コレステロール値の改善にも一役。**さらに、腸内環境を整えるオリゴ糖のほか、疲労回復に役立つビタミンB群や、美肌づくりに役立つコウジ酸などの成分も豊富です。

## 6 しょうが

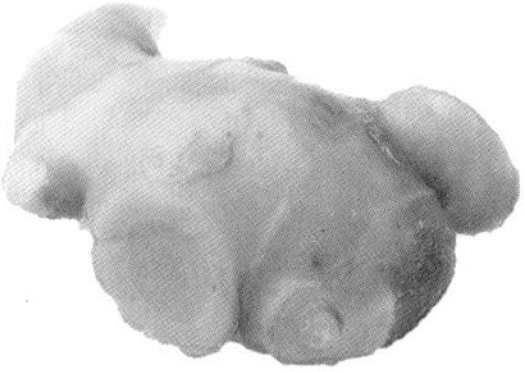

加熱すると増える辛味成分のしょうがオールには**血行を促進する働きがあるので、冷え予防や免疫力アップに役立ちます。**さらに腸を刺激して消化吸収や代謝も促進。香り成分のジンゲロンには抗菌性もあります。

1杯分およそ **65円!**※

**善玉菌のエサ 食物繊維+オリゴ糖がたっぷり!**

※2023年12月の東京都内のスーパーで購入した食材から計算

10杯分をまとめて作れて便利

# 「腸のおそうじスープのもと」の材料

## ごぼう …200g（1本）

洗いごぼうではなく、泥付きのものがおすすめ。皮の近くに栄養がたっぷりあるので、皮をピーラーでむかず、こすって泥を落とす程度で大丈夫。

## たまねぎ …200g（中1個）

栄養を逃さないように、水にさらさずに使います。

## 蒸し大豆 …200g

栄養が凝縮されていて、旨みもあるため蒸し大豆をおすすめしますが、手に入らないときは「水煮大豆」で代用してもOK。

## 赤みそ …100g

抗酸化作用のあるメラノイジンが豊富な赤みそがおすすめですが、手に入らない場合は自宅にあるみそや、合わせみそでもかまいません。

## 酒かす …50g

残った酒かすは冷凍保存して、使うときは冷蔵庫で解凍します。塊のまま冷凍せずに、板状に小分けにしてラップで包んでおけば、解凍に時間がかかりません。

## しょうが …10g

汚れている部分を除いたら、香りと栄養を逃さないよう皮ごと使います。

# 「腸のおそうじスープのもと」の作り方

## 材料を混ぜ合わせます

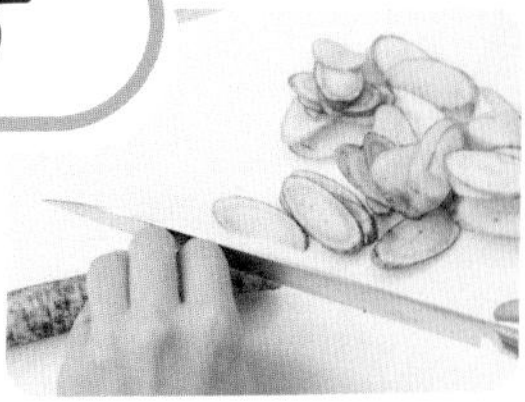

厚さ１～２㎜くらい
長さ１～1.5㎝の薄切り

### 1　ごぼうは斜め薄切りにします

切ったごぼうは、サッと水で洗ってあく抜きをします。水にさらす場合は、１～２分。さらし過ぎると、せっかくの栄養が抜けてしまいます。

### 2　たまねぎは薄切りにします

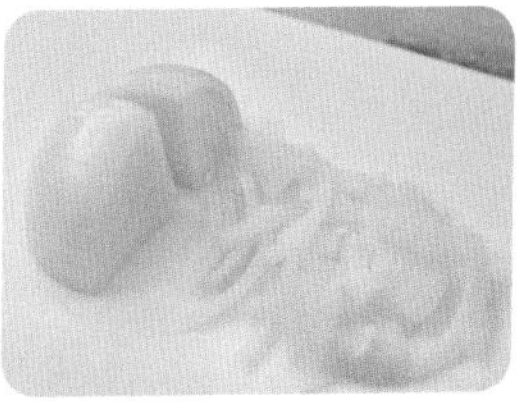

縦にして、十字に包丁を入れて４等分します。さらに繊維に垂直に薄切りにします。こうすると食べやすく、レンジで加熱するときに熱が通りやすくなります。

### 3　蒸し大豆は袋のまま手でつぶします

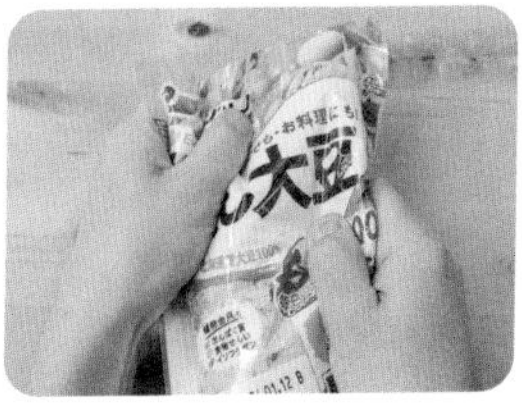

ペースト状になるまで神経質につぶす必要はありません。缶の蒸し大豆の場合は、丈夫な袋に移してからつぶします。麺棒や瓶の底を使ってつぶしてもよいでしょう。

### 4　しょうがはすりおろします

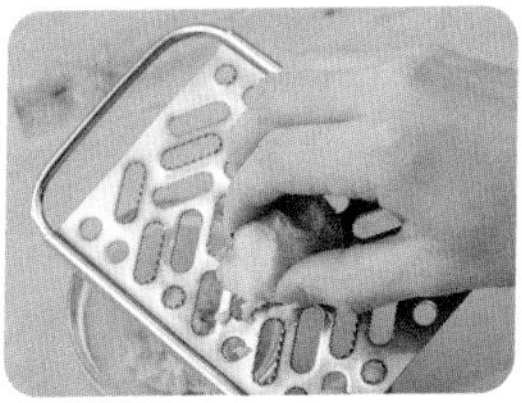

皮ごとすりおろします。調理器具が増えるのがめんどうなら、みじん切りにしてもかまいません。

### 5　①～④を耐熱容器に入れ、酒かすをちぎって入れます

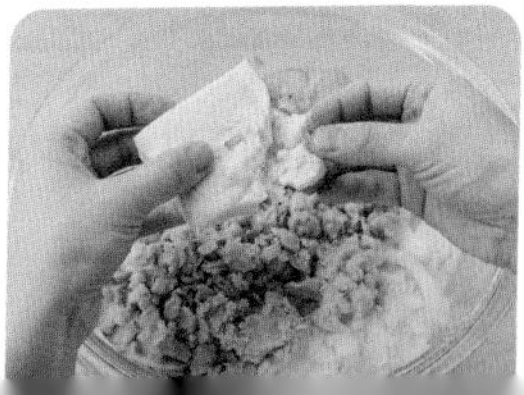

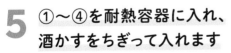

全体に熱が入りやすいように、大きめの耐熱容器がおすすめです。

# 電子レンジで9分加熱したら最後に赤みそを混ぜて完成！

## 6 手でよく混ぜて、ラップをせずに電子レンジで9分加熱

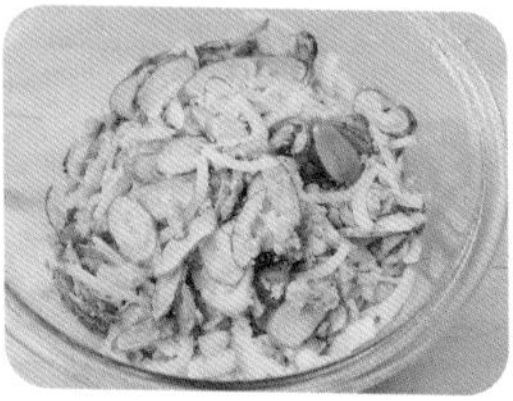

手を使うときれいに混ぜられます。酒かすのアルコール分を飛ばすため、ラップはかけずに600Wで9分間加熱します。※容器が小さい場合は2回に分け、9分ずつ加熱。

## 7 赤みそを混ぜたら完成

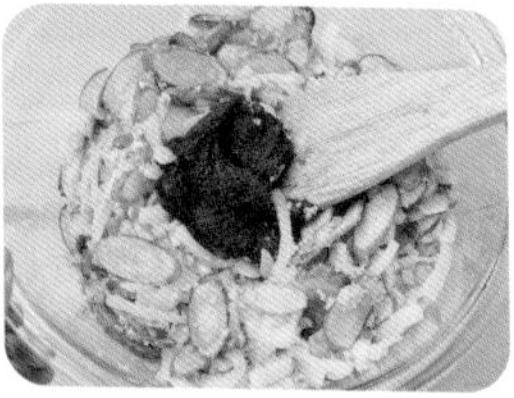

ごぼうとたまねぎに火が通っているか確認してから、赤みそを混ぜます。

## これで10杯分
**（総量：約650〜700g）**

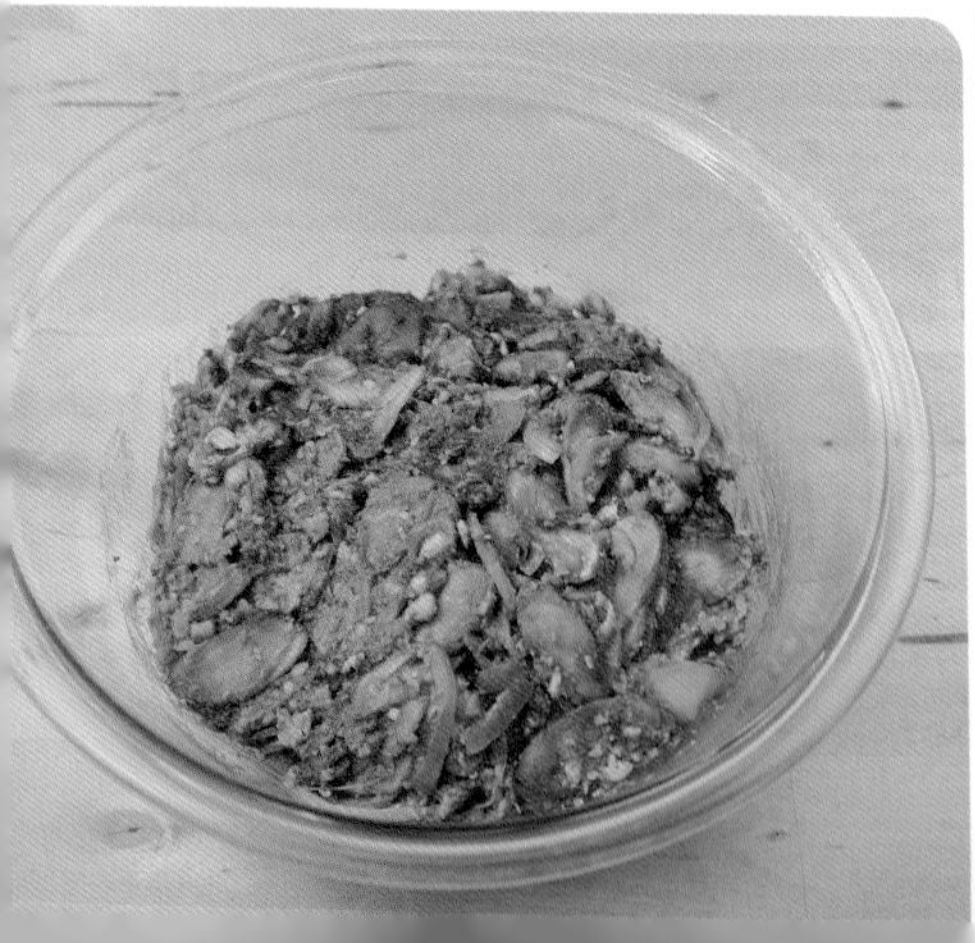

**どうして赤みそだけ最後に混ぜるの？**

みそには、体によい「酵素」が含まれています。酵素は、生きていくために必要な細胞の化学反応を助けてくれます。酵素は熱に弱い性質があるので、電子レンジで加熱後に混ぜることで、酵素の働きを弱めないようにしているのです。

# スープのもとを冷凍保存すればいつでも飲めて便利

## 保存法 1 保存袋に入れて冷凍

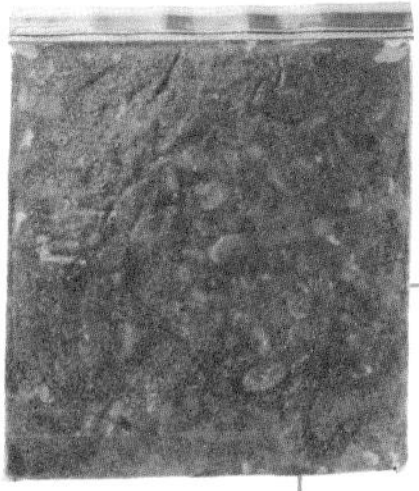

大きなジッパー付きの保存袋を２枚用意します。そこに、できあがった腸のおそうじスープのもとを半分ずつ（５食分ずつ）入れて平らにして、冷凍保存します。

**ここが便利**

- 手でパキッと簡単に割れるので使いやすい
- 板状なので、お湯に溶けやすい
- 味の濃さの微調整がしやすい

## 保存法 2 製氷皿に入れて冷凍

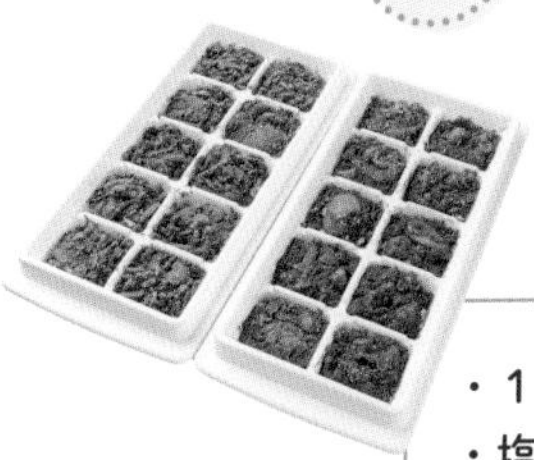

氷10個用の製氷皿を２個用意します。そこに、できあがったおそうじスープのもとを詰めて冷凍保存します。

**ここが便利**

- １杯分に２個使う。いちいち計量しなくてよい
- 塩分を気にしている人も、塩分の計算がしやすい
- フォークを使って製氷皿から簡単に取り出せる

**どうして冷凍保存するの？**

- いつでも飲める
- ごぼうやたまねぎの食感が軟らかくなり食べやすくなる
- 食材に赤みそと酒かすの味がしみ込むからおいしい

※当日に食べる分は、冷蔵保存でもかまいません。

# 「腸のおそうじスープ」の飲み方

# 凍ったままのスープのもとにお湯を注いで飲みます

## 1 冷凍保存したスープのもとを割って、器に65〜70g入れる

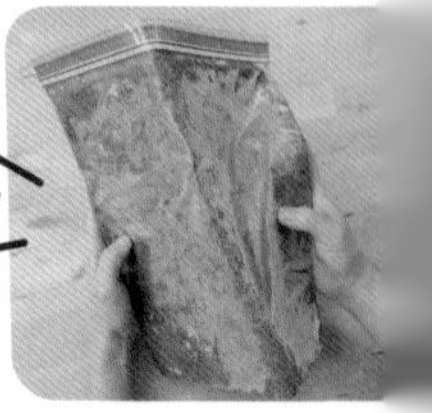

バキッ

保存袋で作ったおそうじスープのもとは、手で割れます。

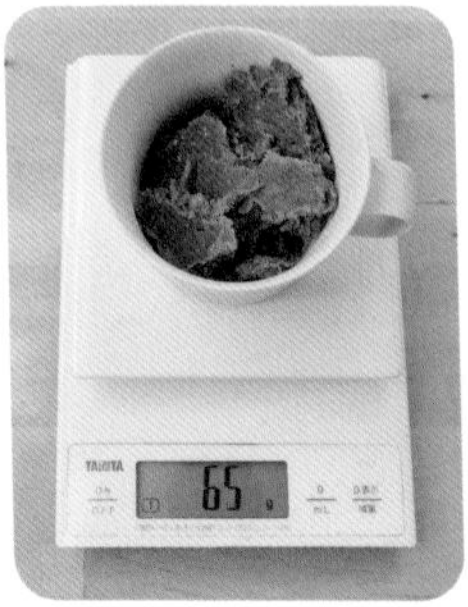


製氷皿で作った場合は、**2個分**を器に入れます。

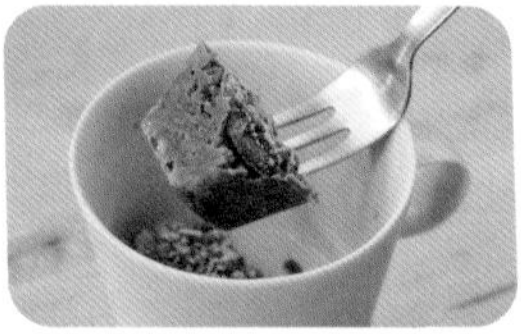

フォークを使うと取り出しやすい

## 2 150〜160mlのお湯を注ぐ

凍ったままのスープのもとをめがけて、熱湯を注ぎます。

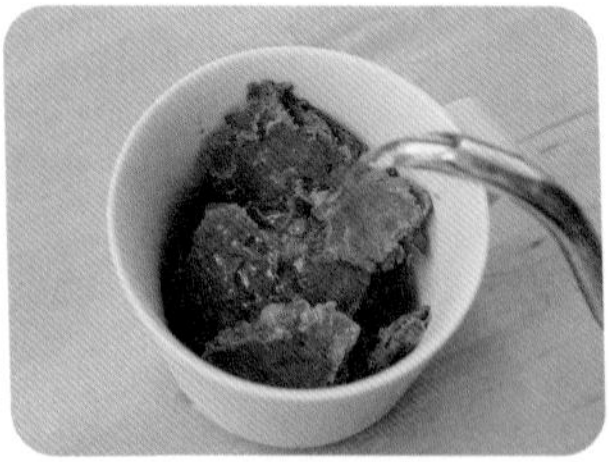

1人分
**87** kcal

塩分
**1.2** g

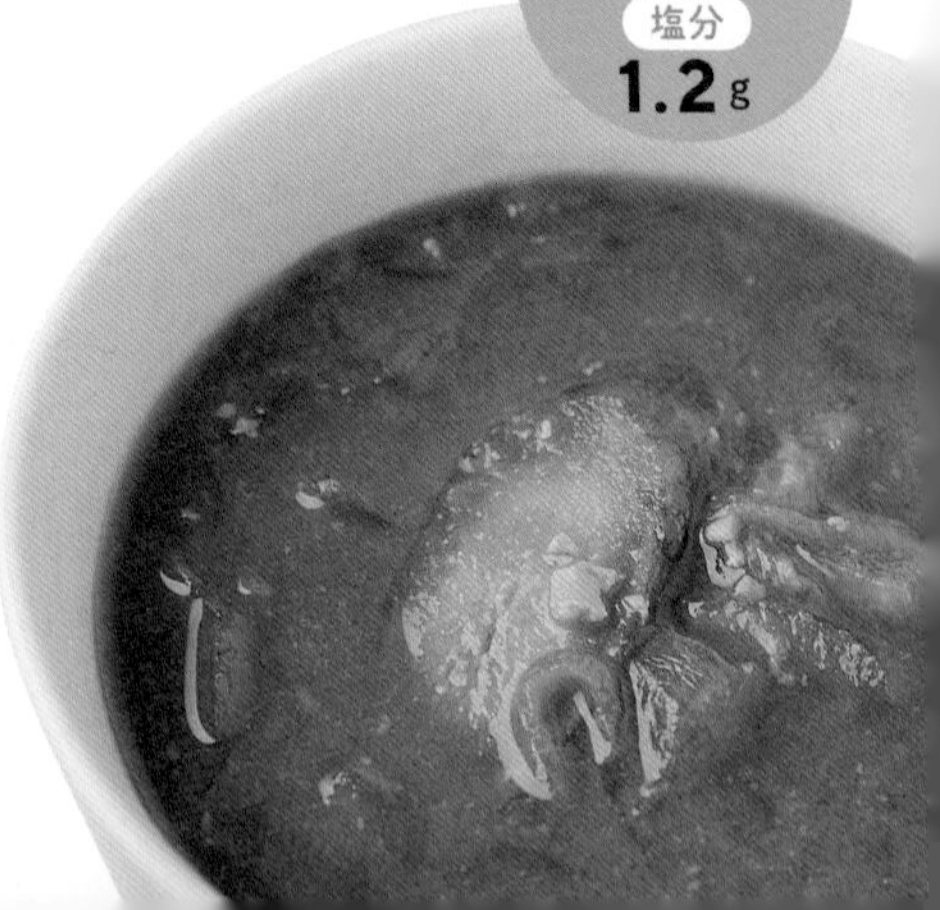

## 3 よく混ぜて召し上がれ！

# もっとホカホカがお好みなら鍋やレンジで温める方法も

## 小鍋で温める場合

**冷凍保存したスープのもと65〜70gと、水150〜160mlを小鍋に入れて温める**

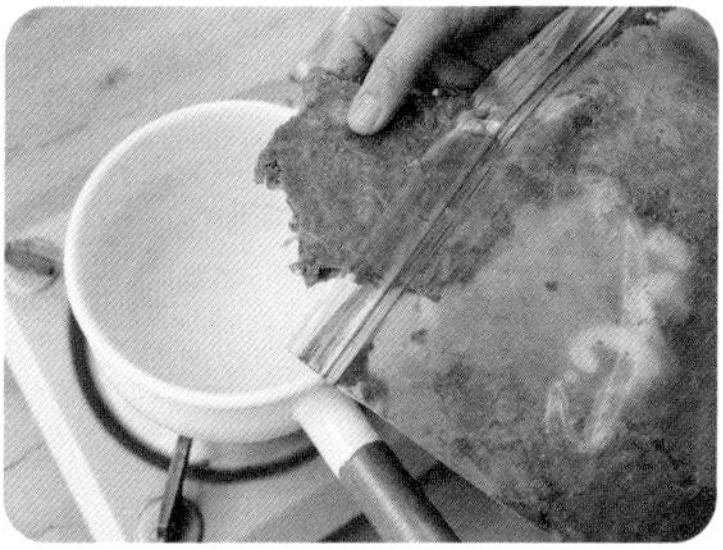

沸騰する前に火を止めます。

## 電子レンジで温める場合

**冷凍保存したスープのもと65〜70gと、水150〜160mlを耐熱容器に入れ電子レンジで2分温める**

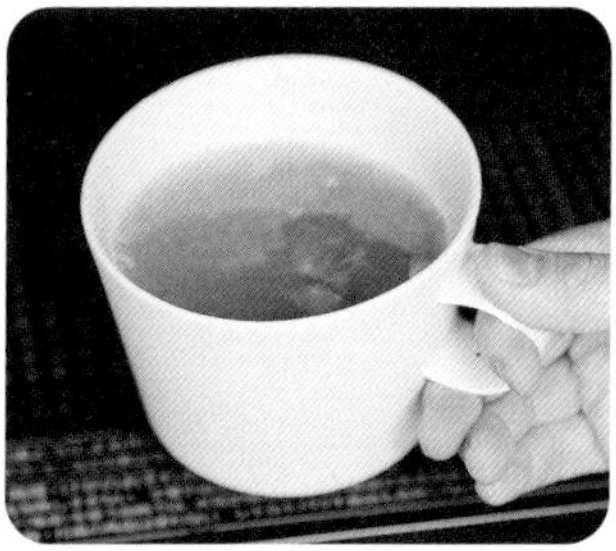

鍋や電子レンジで温めるときは、みその酵素を活かすために沸騰させないことが大事。冷凍保存したスープのもとにお湯を注ぐと熱々にはなりませんが、酵素をしっかりとれるという利点があります。

# 腸のおそうじスープは1日1杯、朝に飲みましょう

朝に飲みたい理由その①

## 腸が動いておなかがスッキリする

朝、食べ物や飲み物が胃に入ると、その刺激で大腸の蠕動運動が起こります。すると便意を感じるので、スッキリと排便できます。

朝に飲みたい理由その②

## 朝ご飯の習慣化に一役

朝ご飯を抜くと、太りやすくなったり、動脈硬化や糖尿病のリスクが上がったりすることがわかっています。

朝に飲みたい理由その③

## 忙しい朝に重宝する！

腸のおそうじスープは、あらかじめ冷凍保存したスープのもとにお湯を注ぐだけなので、手間も時間もかかりません。忙しい朝の食事として、とても便利です。

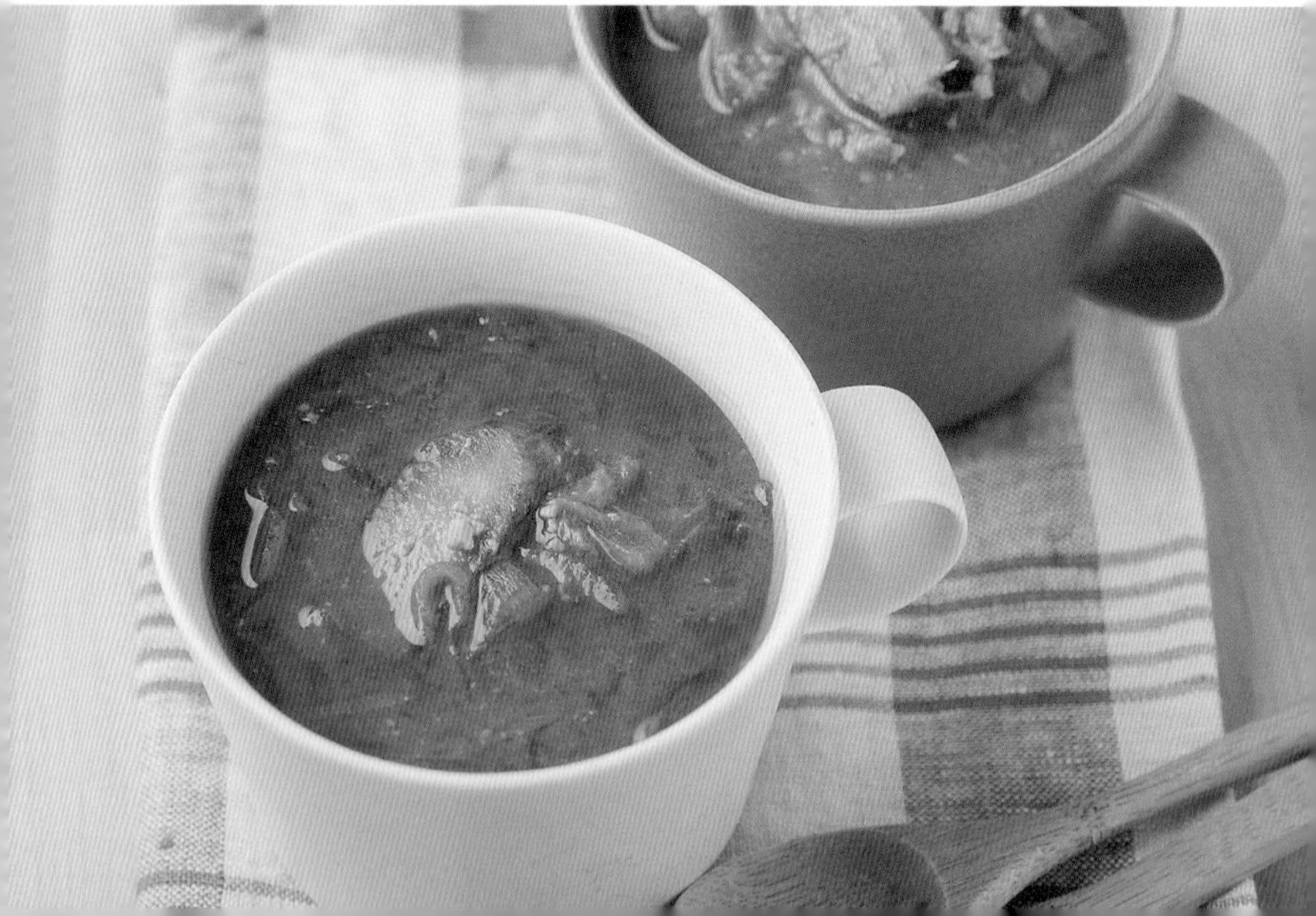

# 飽きない＆健康効果もプラスできるアレンジもおすすめ

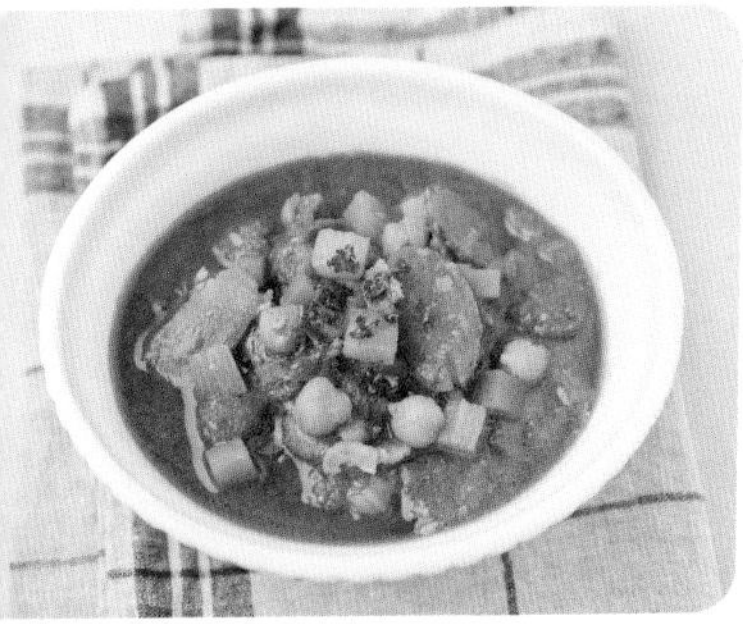

## アレンジしやすいから飽きずに飲める

腸のおそうじスープのもとの魅力は食材を追加してアレンジしやすいところ。和洋中、どんな味にも応用できて、いろいろな味や食感のスープが作れるので、おかずや主食にも使えます。

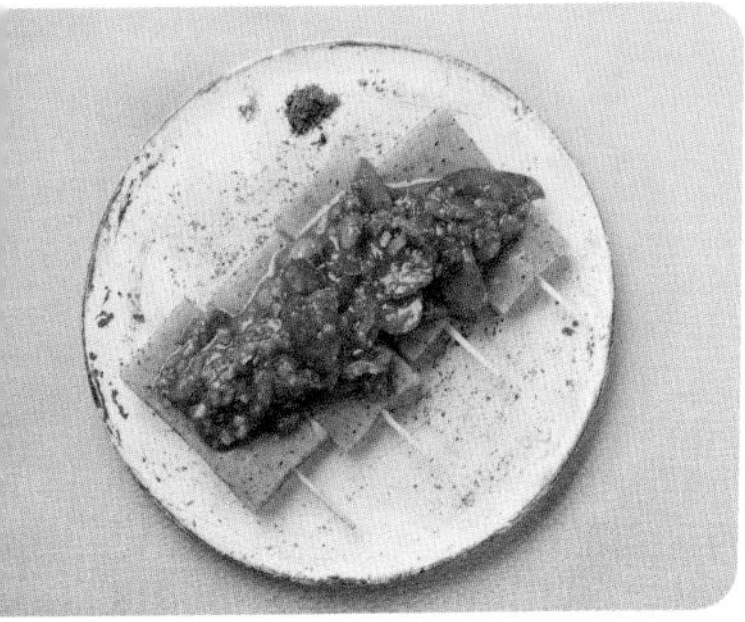

## 食材を追加して健康効果アップ

腸のおそうじスープのもとには、腸で短鎖脂肪酸を増やすための食材がたっぷり。そこに、さらに健康によいとされる食材を追加すれば、相乗効果が期待できます。

## 味が決まりやすいから料理上手になれる

腸のおそうじスープのもとには、複数の食材の旨みが凝縮されています。だから味が決まりやすく、料理の腕がグンと上がります。

スープのもとを使ったレシピは次のページから

材料の表記について：腸のおそうじスープのもと65gは、製氷皿で作った場合は2個、130gは4個、195gは6個です。

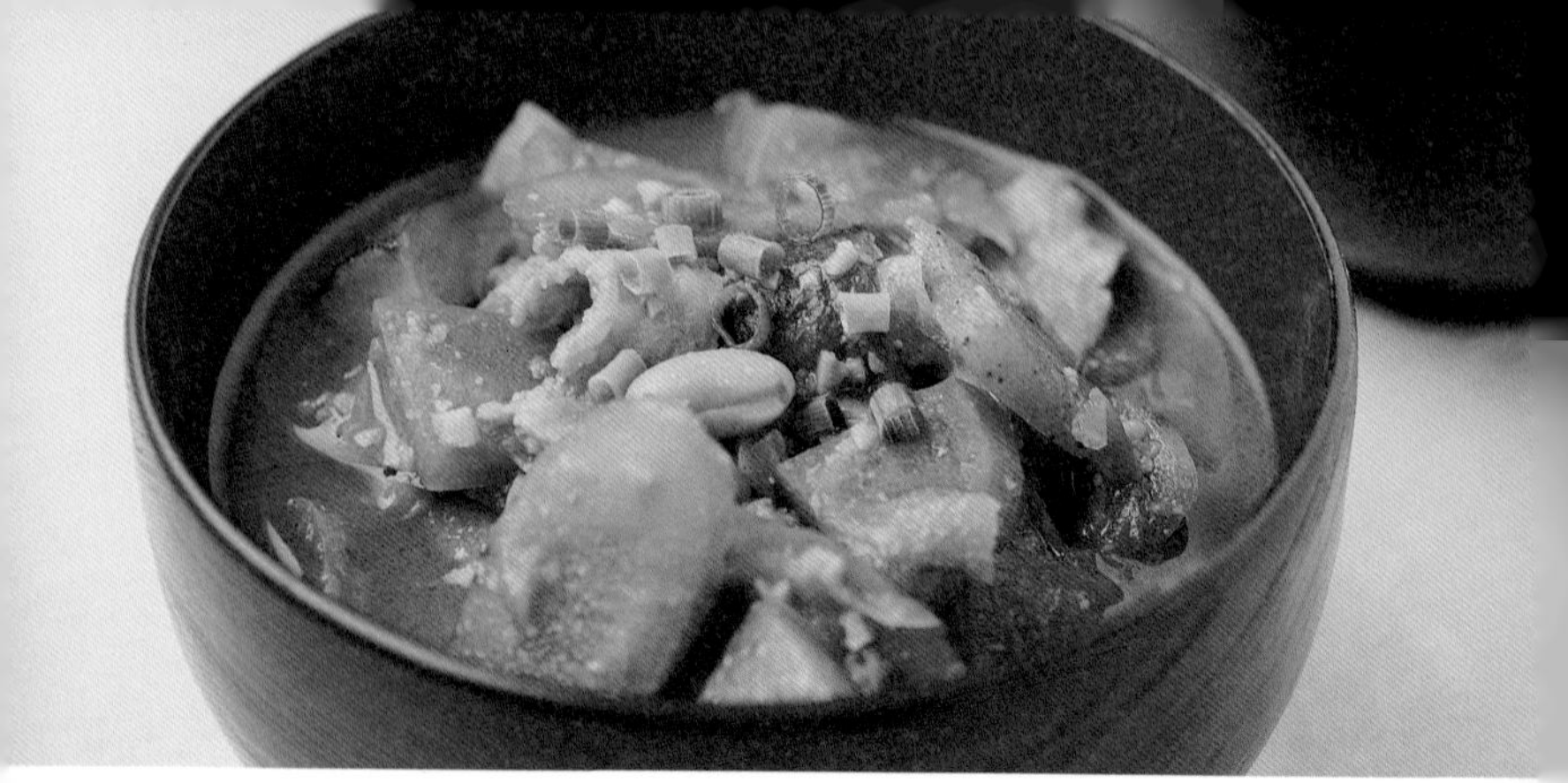



# 時短で作れるのに 旨みがしっかり

## 腸のおそうじ豚汁

1人分
262kcal

### 材料（2人分）

腸のおそうじ
スープのもと…130g
豚バラ薄切り肉…80g
しいたけ…2枚
にんじん…30g（1/5本）
こんにゃく…80g
小ねぎ…適量
ごま油…小さじ1
水…1カップt

### ポイント

**豚汁に欠かせないごぼうやみそがスープのもとに含まれているので、サッと作れます。酒かすとしょうがが入ることで旨みも栄養価もアップ！**

### 作り方

1 豚バラ肉は食べやすい大きさに切る。しいたけは石づきを除き、にんじんとともにイチョウ切りにする。こんにゃくはたっぷりの塩（分量外）でもんであくぬきをして、1.5㎝角に切る。小ねぎは小口切りにする。

2 鍋にこんにゃくを入れて空炒りし、水分がなくなってきたら（キュルキュルッと音が鳴るのが目安）ごま油、豚バラ肉、しいたけ、にんじんを入れて炒める。油が全体に回ったら、水を入れてひと煮立ちさせ、フタをして中火弱で4分ほど煮込み火を通す。

3 腸のおそうじスープのもとを入れて溶かし、ひと煮立ちしたら火を止める。器に盛り付けて、小ねぎを散らす。

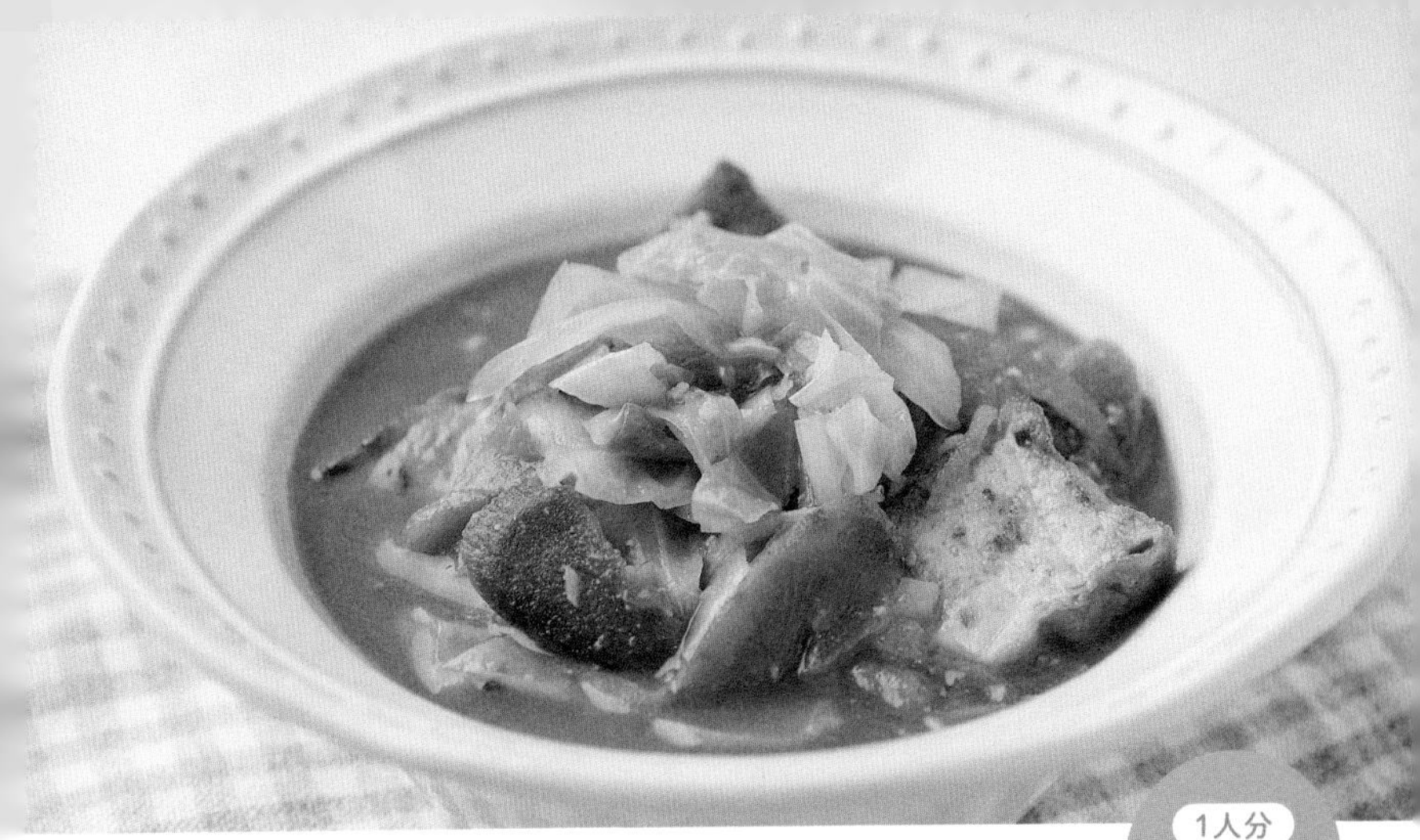

1人分
229kcal

スープアレンジ

# 厚揚げで植物性のたんぱく質を強化
## 蒸しキャベツたっぷりスープ

### 材料（2人分）

腸のおそうじ
スープのもと…130ｇ
キャベツ…150g
厚揚げ…100g
オリーブオイル…小さじ1
水…1カップ
バター…10g

### ポイント

**厚揚げは油抜きせずに焼きつけると香ばしくなり、食欲をそそります。甘みを引き出すため、キャベツはフタをして蒸し煮にします。**

### 作り方

1 キャベツは1cm幅の細切りにする。厚揚げは7㎜幅程度に食べやすく切る。

2 鍋にオリーブオイルを熱して、厚揚げを入れて両面焼く。焼き色がついたらキャベツと水を入れてひと煮立ちさせ、フタをして中火弱で4分ほど煮込んでキャベツをしんなりとさせる。

3 腸のおそうじスープのもとを入れて溶かし、ひと煮立ちしたら火を止める。バターを加えて溶けたら完成。

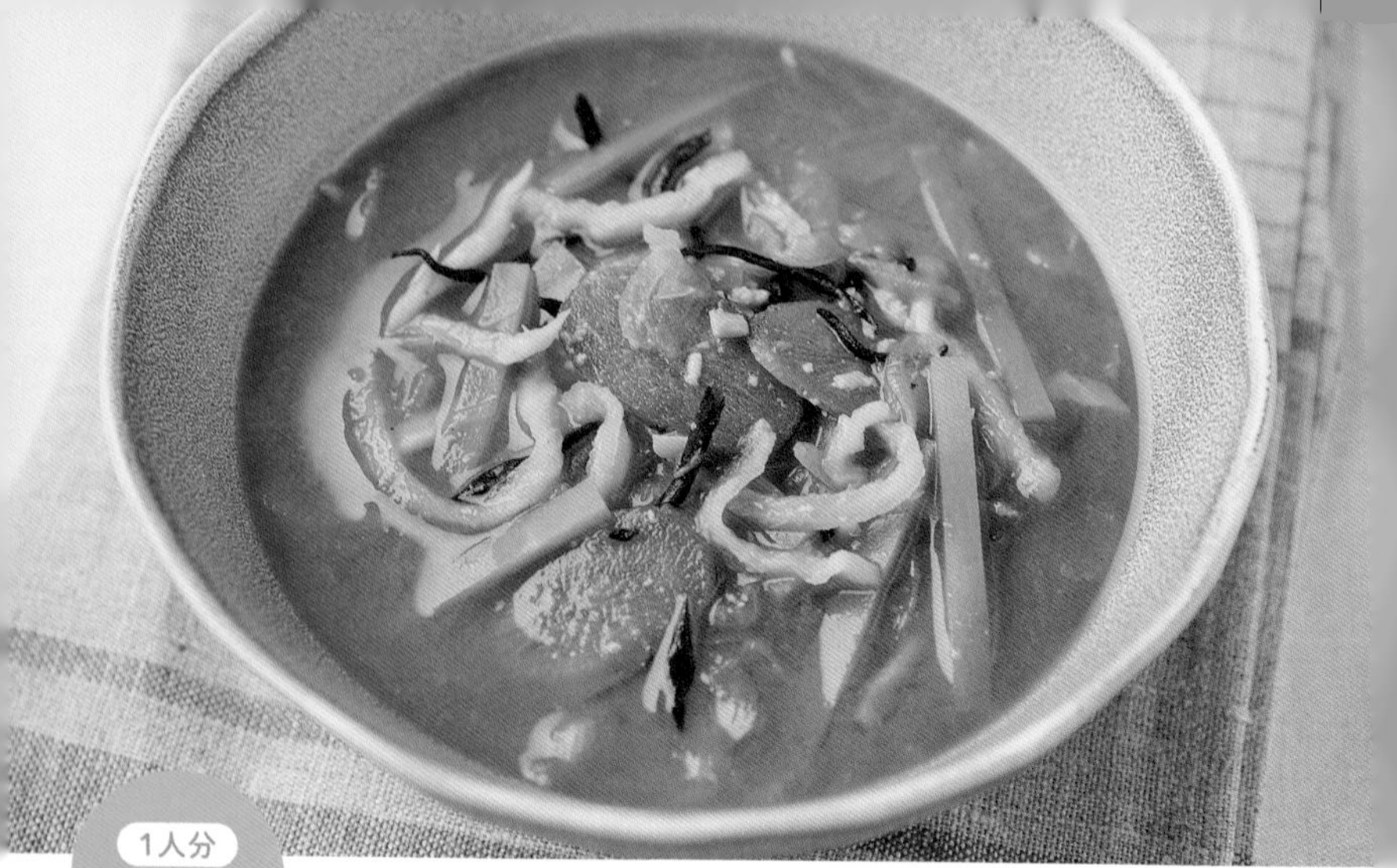

1人分
100kcal

# 食物繊維たっぷり！腸内環境を整える
## 切り干し大根とにんじんのスープ



**材料**（2人分）

腸のおそうじスープのもと…130g
水…1と1/4カップ
切り干し大根…5g
乾燥ひじき…小さじ1
にんじん…30g（1/5本）

**ポイント**

**切り干し大根とひじきには、善玉菌のエサになる水溶性食物繊維が豊富。鍋で戻しながら作るので手間が減り、栄養や甘みも逃しません。**

**作り方**

1 鍋に水を入れて、ひと煮立ちさせたら火を止める。切り干し大根とひじきを入れてフタをしてそのまま8分放置する。その間に、にんじんを細切りにする。

2 1の鍋に、にんじんを入れて中火弱で3分ほど煮る。

3 腸のおそうじスープのもとを入れて溶かし、ひと煮立ちしたら完成。

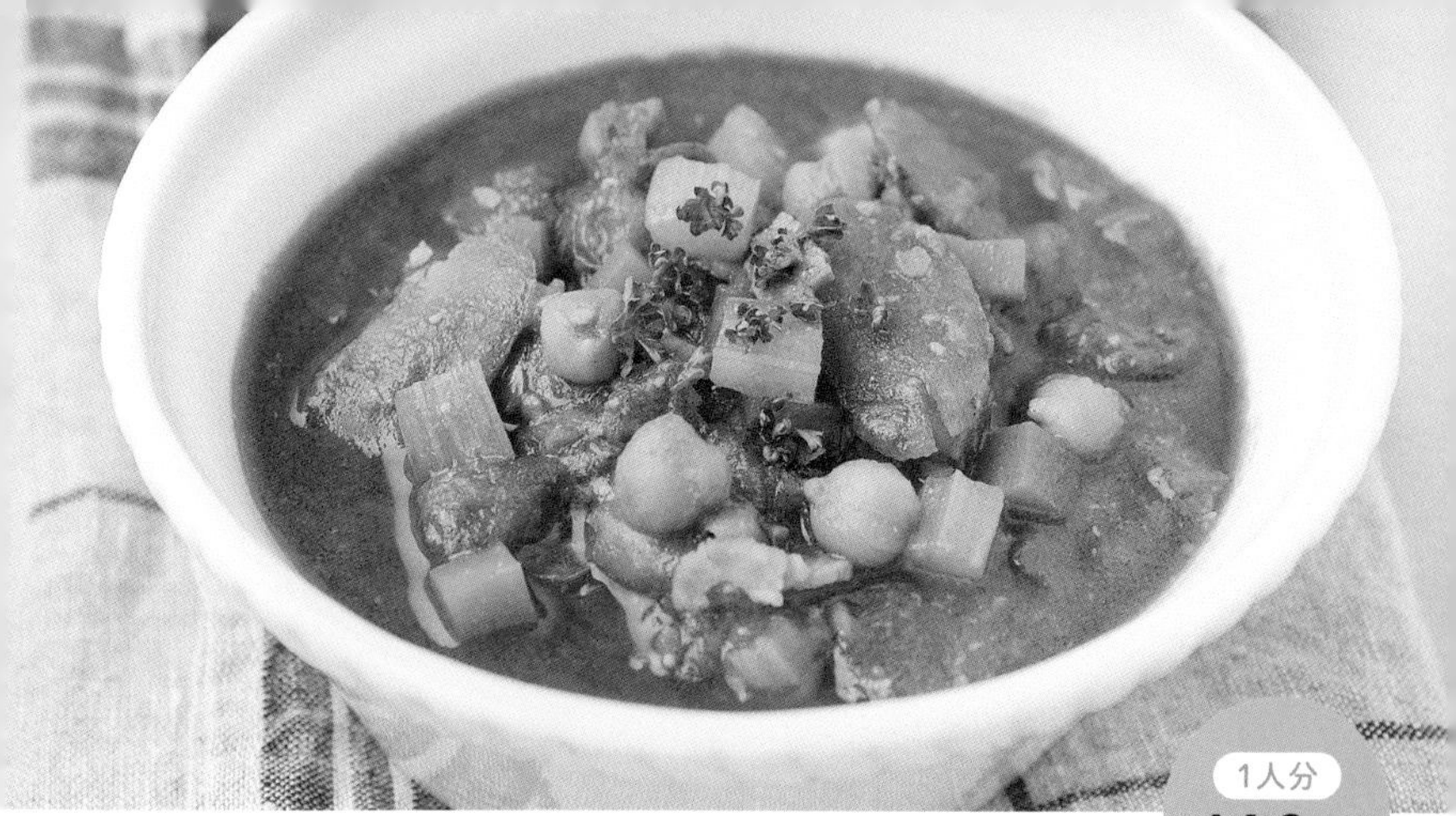

1人分
160kcal

スープアレンジ

# 洋風のアレンジにも スープのもとが大活躍

## ミネストローネ

### 材料 （2人分）

腸のおそうじスープのもと…130g
にんじん…50g(1/3本)
セロリ…50g
ベーコン…1枚
カットトマト缶…100g
水…3/4カップ
ひよこ豆(水煮)…40g
パセリ…適量

### ポイント

**食物繊維たっぷりのひよこ豆と、抗酸化成分リコピンが豊富なトマトの缶詰を常備しておけば即作れます。スープのもとのみそが意外な隠し味に！**

### 作り方

1 にんじんは1cm角に切る。セロリは筋を除いて、にんじん同様1cm角に刻む。ベーコンは粗みじん切りにする。

2 鍋にカットトマト缶、水、ひよこ豆、1を入れてひと煮立ちさせたら、フタをして中火弱で5分ほど煮込み、野菜に火を通す。

3 腸のおそうじスープのもとを入れて溶かし、ひと煮立ちしたら火を止める。器に盛り付けて、刻んだパセリをふる。

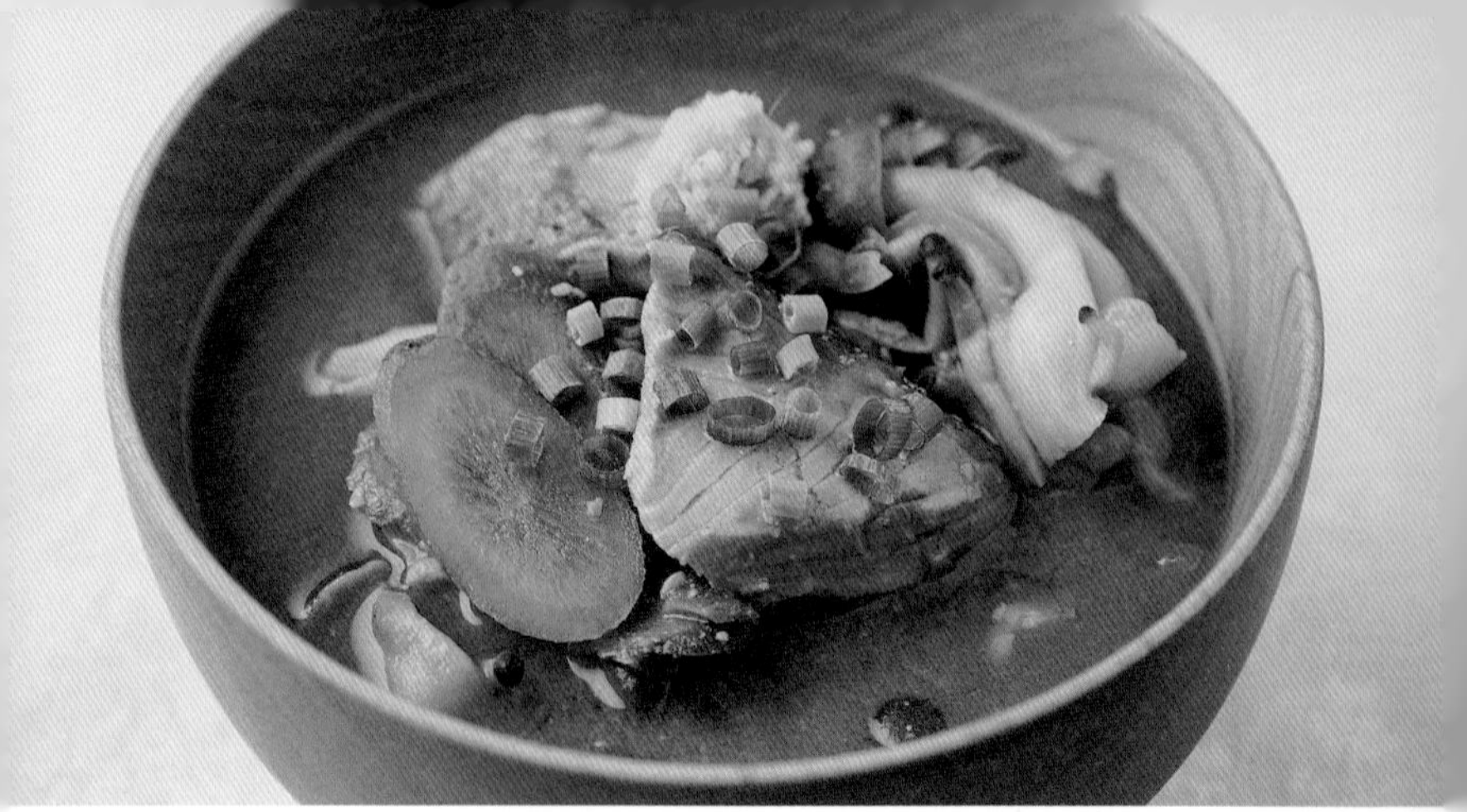



# 抗酸化パワーで 肌も頭も若々しく

## 鮭としめじのスープ

1人分
200kcal

### 材料 （2人分）

腸のおそうじスープのもと…130ｇ
鮭…１切れ
しめじ…100g
小ねぎ…適量
水…１カップ
酒かす…小さじ１
おろししょうが…少々

### ポイント

**鮭の抗酸化成分アスタキサンチンは、疲労回復や美肌づくりに役立ちます。脳の活性化に役立つDHA・EPAが補強できるので認知症予防にもおすすめ。**

### 作り方

1 鮭はひと口大に切る。しめじは石づきを除いて食べやすくほぐす。小ねぎは小口切りにする。

2 鍋に水と酒かすをちぎって入れ、しめじを入れてひと煮立ちさせたら、鮭を加える。フタをして4分ほど中火弱で煮込む。

3 腸のおそうじスープのもとを入れて溶かし、ひと煮立ちしたら火を止める。器に盛り付けて小ねぎとおろししょうがを添える。

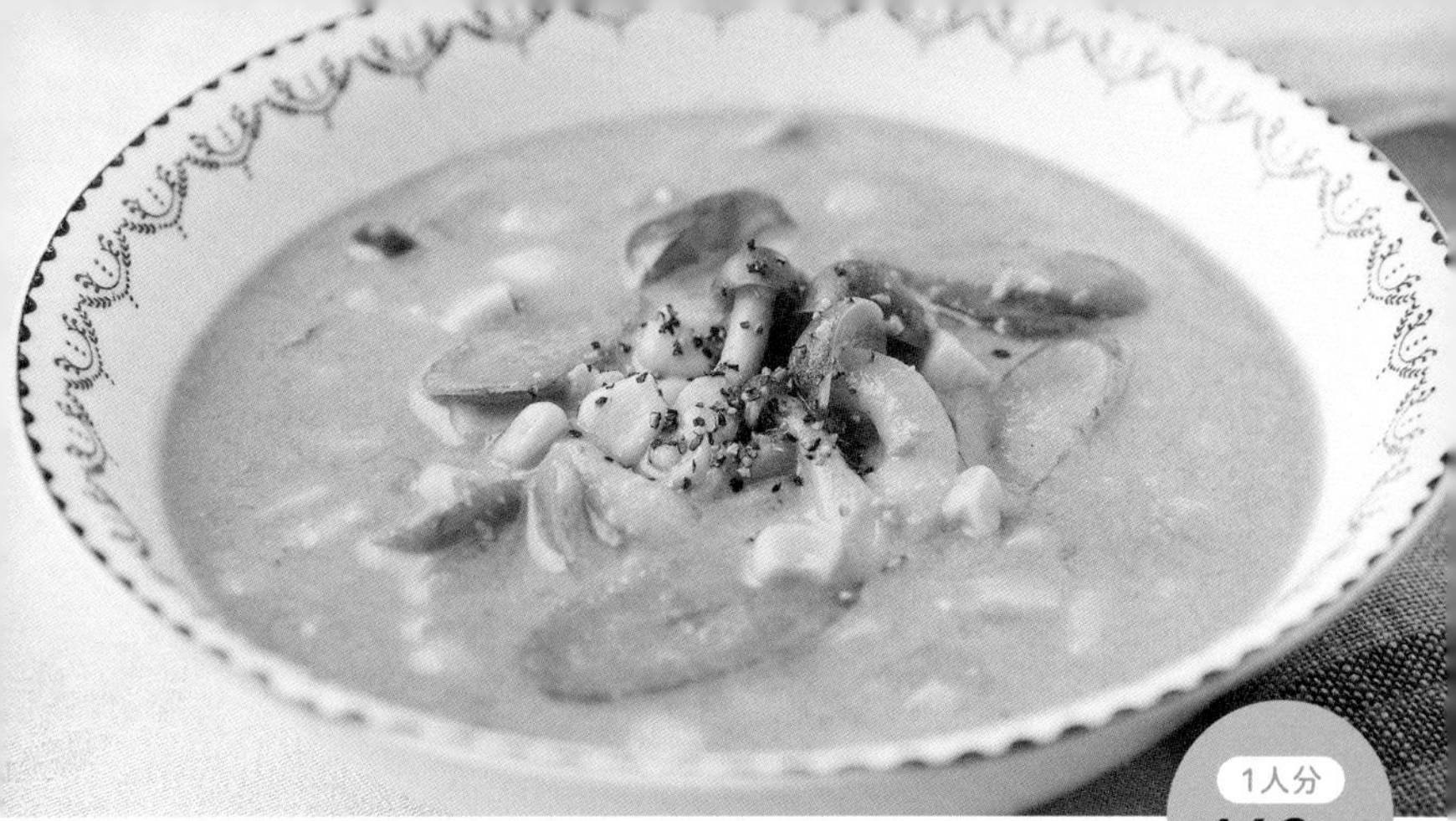

1人分
163 kcal

スープアレンジ

# 美肌づくりに役立つ イソフラボンを摂取

## きのことコーンの豆乳クリームスープ

**材料**（2人分）

腸のおそうじスープのもと…130g
しめじ…50g
しいたけ…2枚
水…1/4カップ
おろししょうが…小さじ1/2
コーン缶…50g
調整豆乳…3/4カップ
こしょう…少々

**ポイント**

**きのこは、水溶性と不溶性の食物繊維を含有。豆乳に豊富な大豆イソフラボンは美肌づくりに。コーンの食感とクリーミーなのどごしが楽しめます。**

**作り方**

1 しめじは石づきを除いてほぐす。しいたけも石づきを除きイチョウ切りにする。

2 鍋に1と水、おろししょうが、コーンを入れてフタをし、中火弱で蒸し煮にする。きのこが少ししんなりするまで加熱する。

3 調整豆乳と腸のおそうじスープのもとを入れて溶かし、ひと煮立ちさせたら火を止める。器に盛り付けてこしょうをふる。

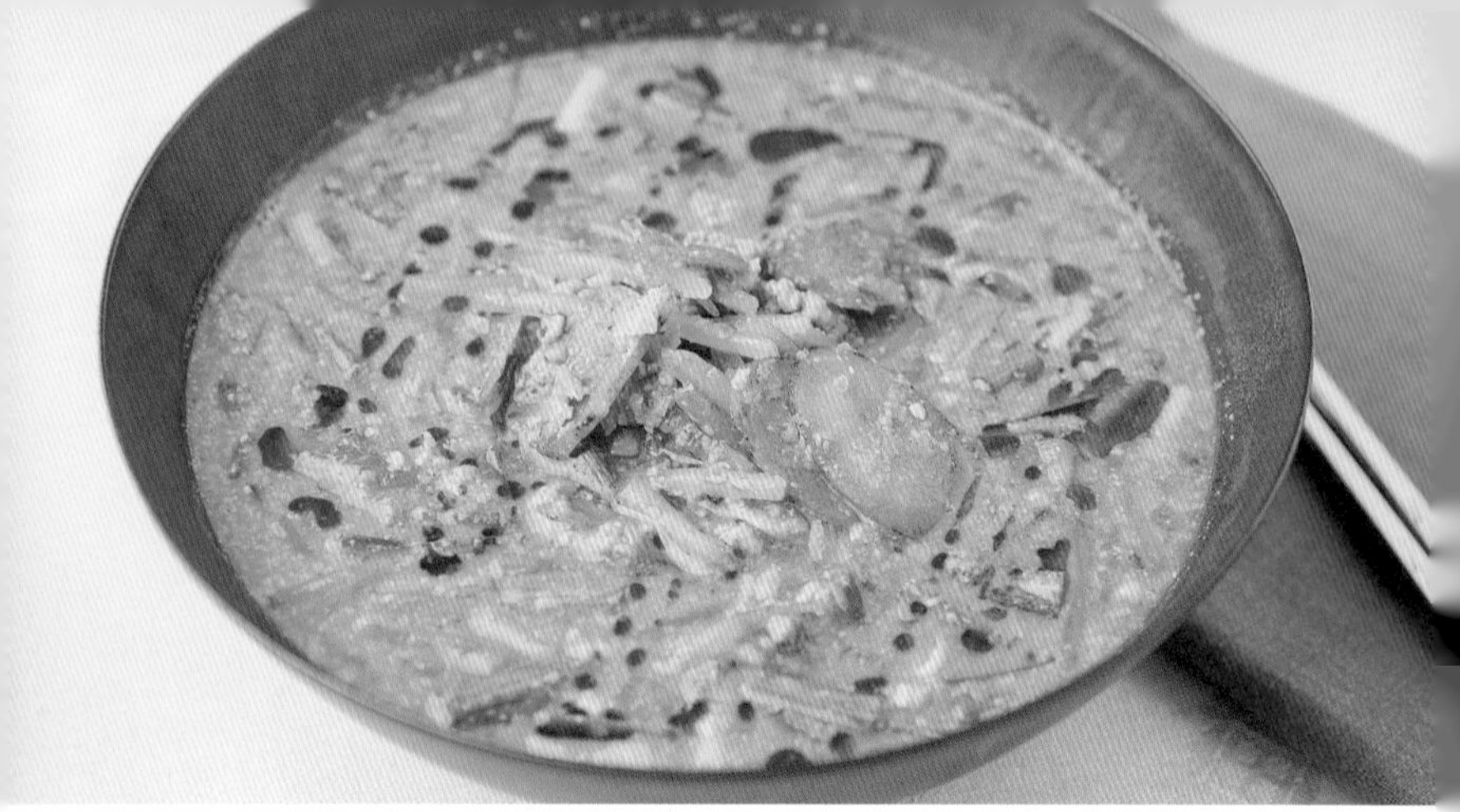



# 体の芯からぽかぽか 疲れもスッキリ

## 坦々風スープ

1人分
292kcal

**材料**（2人分）

腸のおそうじスープのもと…130g
にら…30g
ごま油…小さじ1
豚ひき肉…80g
もやし…100g
水…1カップ
すりごま（白）…大さじ3
砂糖…小さじ1/3
しょうゆ…少々

**ポイント**

**濃厚な担々風味に、スープのもとがコクをプラス。豚肉に多いビタミンB1と、血行を促す硫化アリルが豊富なにらのW効果で疲労もスッキリ。**

**作り方**

1 にらを1cm幅に切る。鍋にごま油を熱して、豚ひき肉を入れてポロポロになるまで炒める。もやしと水を加えてフタをし、ひと煮立ちしたらフタをしたまま3分ほど煮込んで、もやしをしんなりとさせる。

2 腸のおそうじスープのもととすりごま、砂糖、しょうゆを入れてひと煮立ちしたら、火を止めてにらを入れてさっと混ぜる。器に盛り付けてラー油をかける。

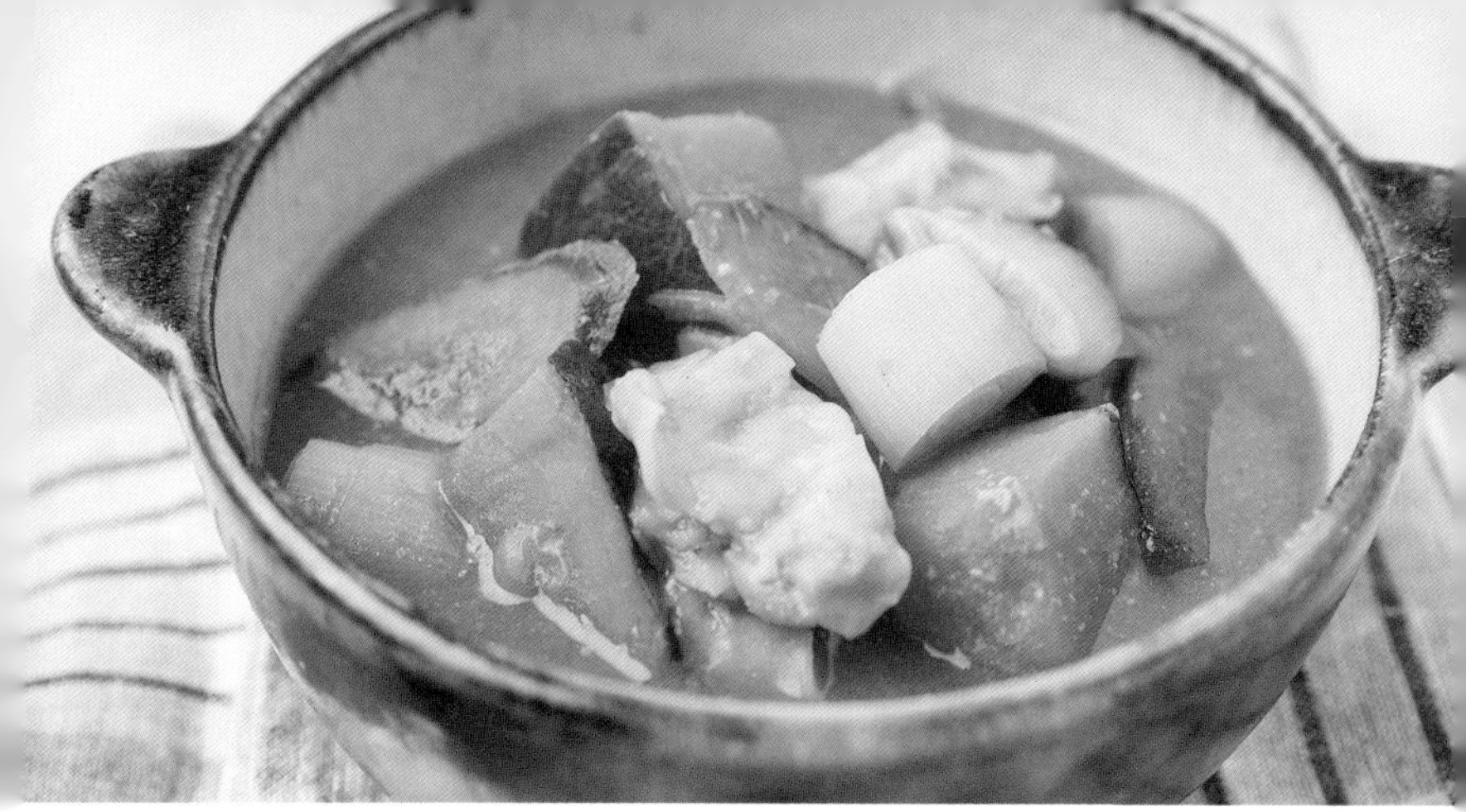



# ビタミンたっぷりで免疫力をアップ！

## ほうとう風

1人分
179kcal

**材料**（2人分）

腸のおそうじ
スープのもと…130ｇ
かぼちゃ…100g
しいたけ…2枚
ねぎ…30g
ワンタンの皮…８枚
水…１と1/2カップ

**ポイント**

**かぼちゃには免疫力の向上に役立つ、ビタミンA、C、Eが豊富。ワンタンの皮は餃子の皮やシュウマイの皮で代用してもOKです。**

**作り方**

1 かぼちゃは皮付きのまま、ひと口大に切る。しいたけは石づきを除き薄切りに、ねぎは1cm幅に切る。ワンタンの皮は1枚ずつ水にくぐらせてギュッと握るようにして塊にする。

2 鍋に水とかぼちゃ、しいたけ、ねぎを入れフタをしてひと煮立ちさせたら、中火弱で５～８分ほど煮込んでかぼちゃに火を通す。

3 ワンタンの皮を入れて１分ほど煮込み、腸のおそうじスープのもとを入れて溶かし、ひと煮立ちしたら完成。

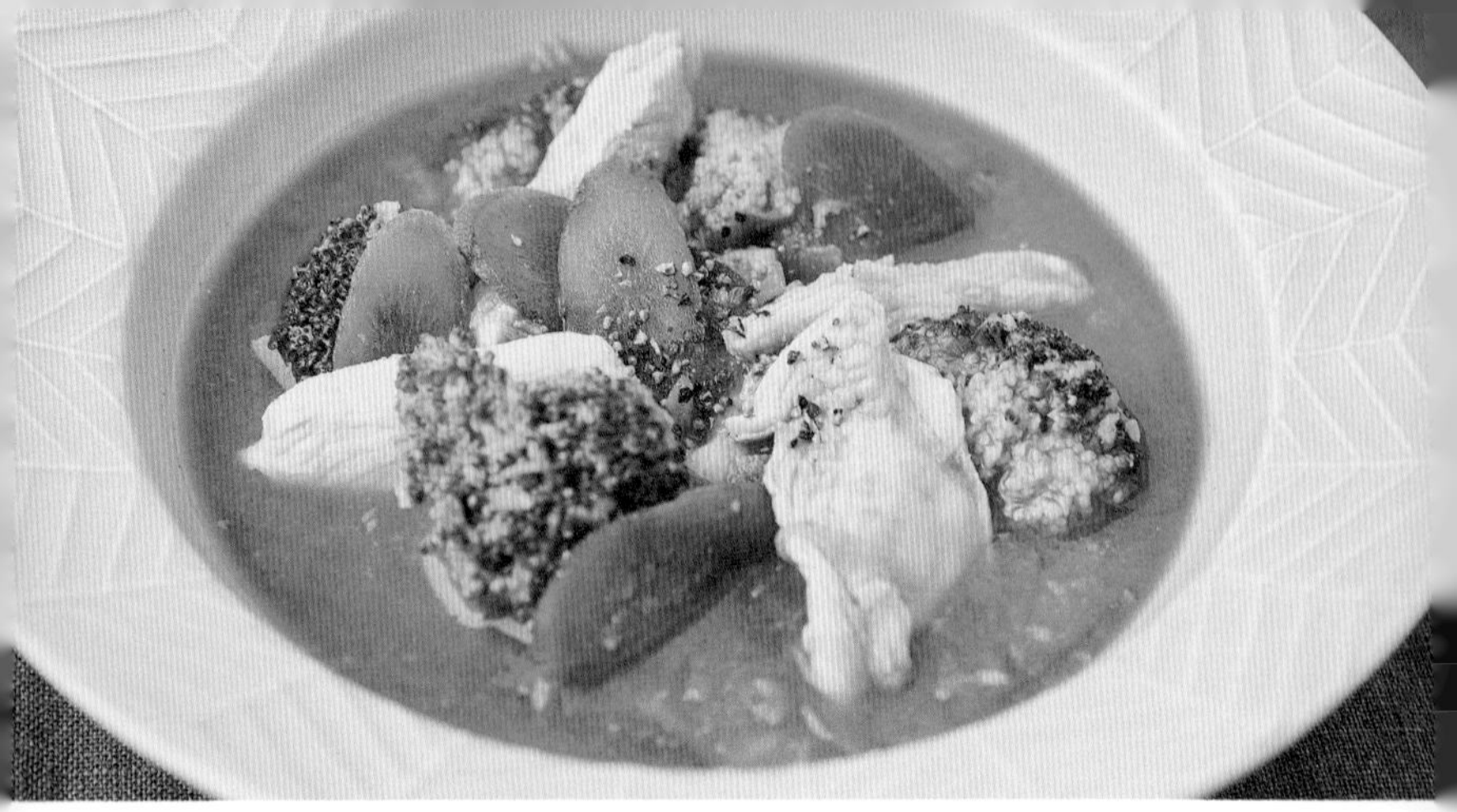



# 鶏むね肉×ブロッコリーで筋肉を強化

1人分
158 kcal

## 鶏むね肉とブロッコリーのガーリックスープ

### 材料 （2人分）

腸のおそうじスープのもと…130g
ブロッコリー…70g
鶏むね肉…80g
おろしニンニク…小さじ1
水…1カップ
こしょう…少々

### ポイント

**野菜の中でもたんぱく質の多いブロッコリーと、脂質の少ない鶏むね肉は筋肉強化に最適。鶏むね肉は繊維に沿って切ると軟らかな仕上がりに。**

### 作り方

1 ブロッコリーはひと口大に切る。鶏むね肉は繊維に沿って1cm幅に切る。

2 鍋に1とおろしニンニク、水を入れてひと煮立ちさせたら、フタをして中火弱で4分ほど煮込んで火を通す。

3 腸のおそうじスープのもとを入れて、ひと煮立ちしたら火を止める。器に盛り付けてこしょうをふる。

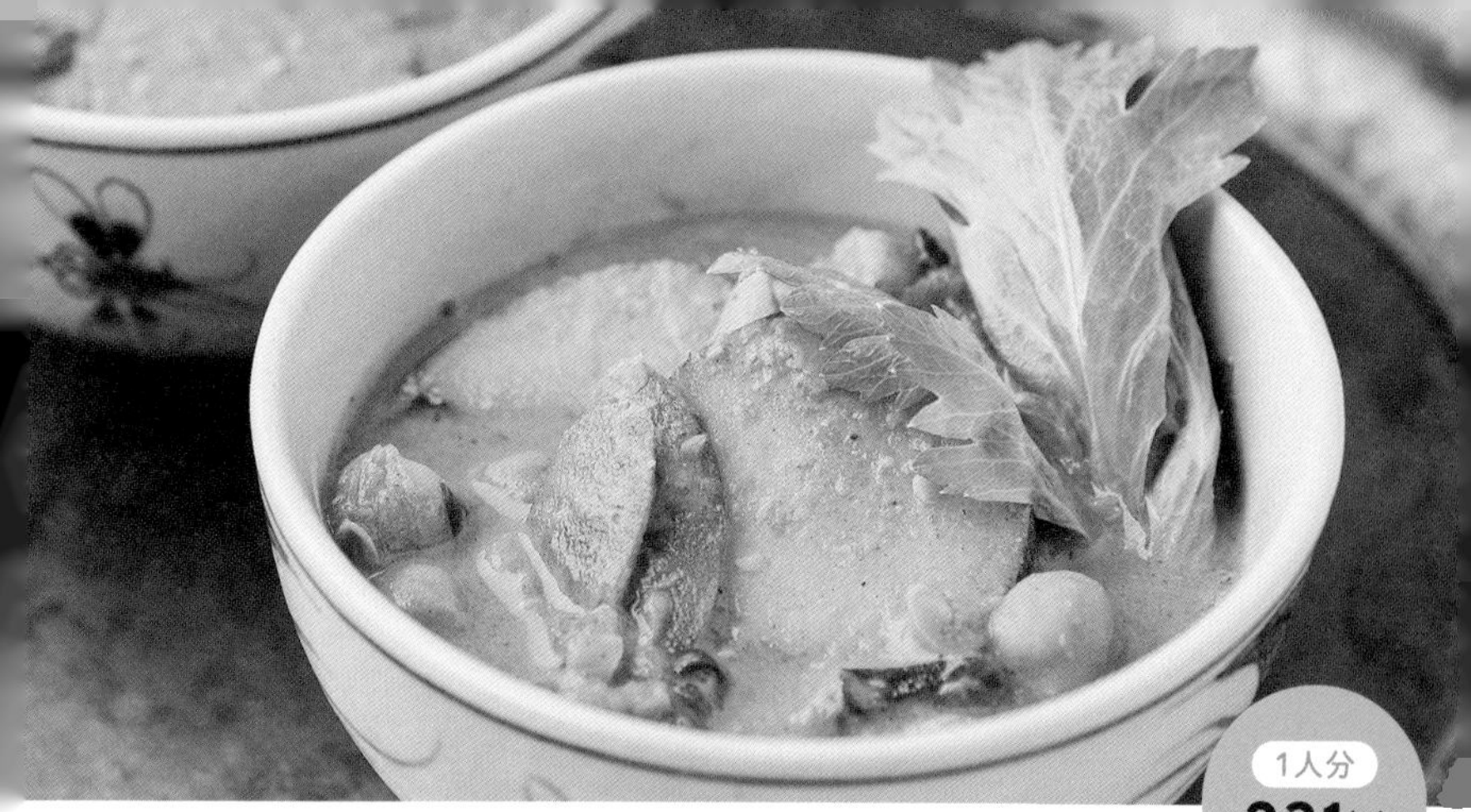

1人分
231kcal

スープアレンジ

# 目先を変えたい日は エスニック風にアレンジ

## ココナッツミルクのカレースープ

**材料**（2人分）

腸のおそうじ
スープのもと…130g
さつまいも…70g
セロリ（葉も使用してもよい）…50g
ひよこ豆（水煮）…50g
水…3/4カップ
ココナッツミルク…70g
カレー粉…小さじ1
ナンプラー…小さじ1/2

**ポイント**

**エスニック風味に相性抜群のさつまいもには、不溶性食物繊維がたっぷり。豊富なビタミンCは、でんぷんに覆われているので加熱しても壊れにくい。**

**作り方**

1 さつまいもは皮付きのまま1cm幅に切る。セロリは筋を除いて5mm幅の斜め切りにする。葉を使う場合も同様に。

2 鍋にさつまいもとセロリ、ひよこ豆、水を入れてひと煮立ちさせたら、フタをして中火弱で5分ほど煮込み火を通す。

3 ココナッツミルク、カレー粉、腸のおそうじスープのもとを入れてひと煮立ちしたら、ナンプラーを加えて火を止める。器に盛り付けて、あればセロリの葉を添える。

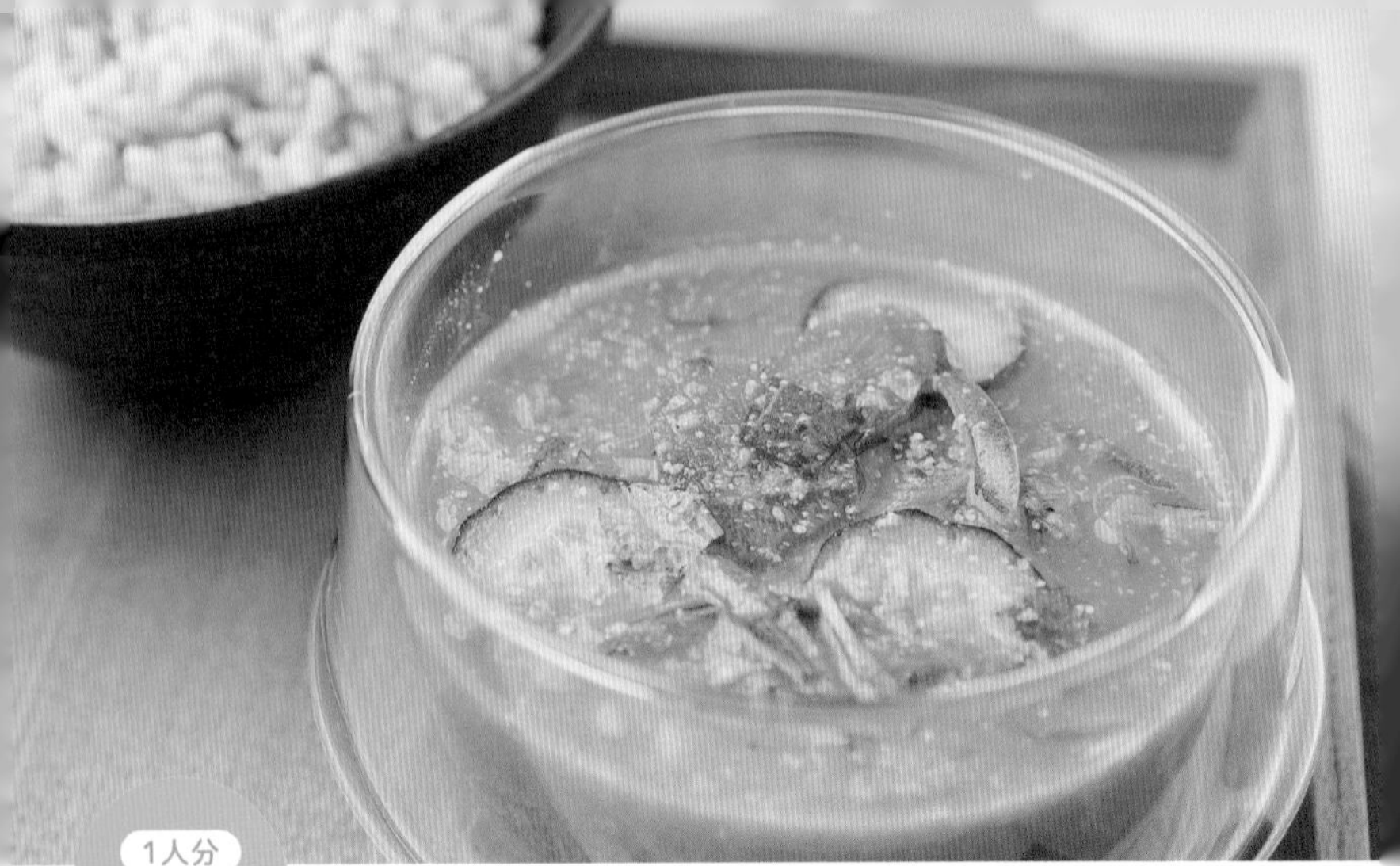

1人分
125kcal

# 冷や汁風にすれば 食欲のない日に最適

## きゅうりと薬味のひんやりスープ

スープアレンジ
冷

### 材料 （2人分）

腸のおそうじスープのもと…130ｇ
きゅうり…1/2本
みょうが…１個
大葉…3枚
すりごま（白）…大さじ２
水…１カップ

### ポイント

**体内で増え過ぎると老化の一因となる物質に、活性酸素があります。ごまは活性酸素を抑える抗酸化作用が強く、食物繊維もたっぷりです。**

### 作り方

1 きゅうりは小口切りに、みょうがは薄く斜めせん切りに、大葉は5㎜程度の色紙切りにする。

2 ボウルに１とすりごま、水、腸のおそうじスープのもとを入れて、おそうじスープのもとが溶けたら完成。
※お好みで玄米ご飯にかけると、冷や汁風になる。
※急ぐときはスープのもとを電子レンジで溶かしてから入れる。

スープアレンジ

# わかめと豆腐の納豆汁

1人分
161kcal

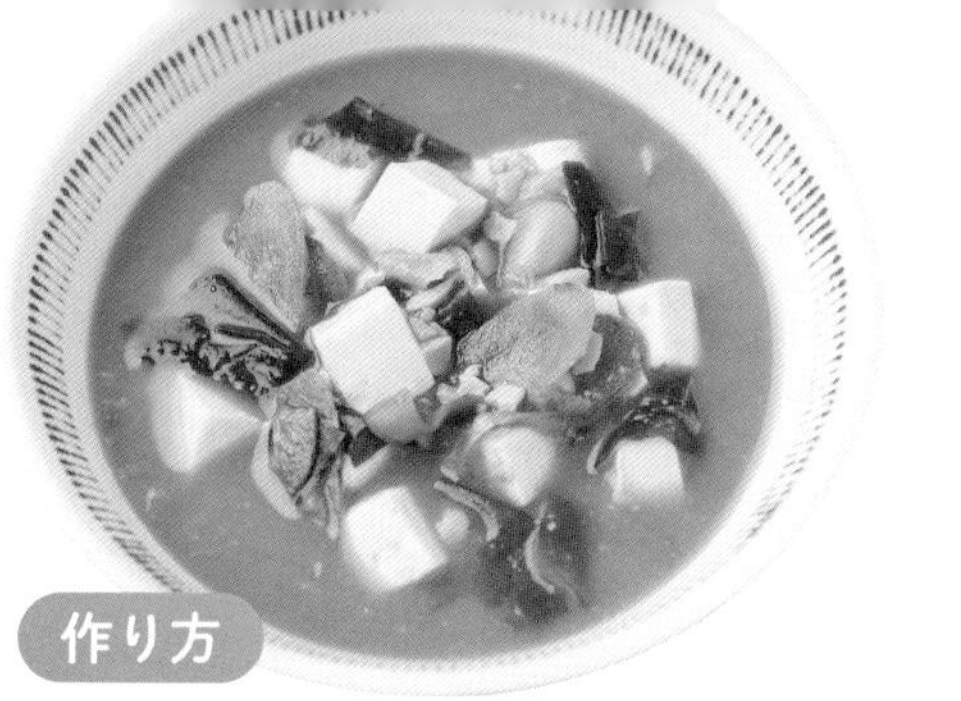

## 材料（2人分）

腸のおそうじ
スープのもと…130ｇ
木綿豆腐…100g
乾燥わかめ…小さじ1
水…1カップ
ひきわり納豆…1パック

## 作り方

1 木綿豆腐は1㎝角に切る。

2 鍋に1と乾燥わかめ（乾燥のまま）、水を入れてひと煮立ちさせる。1分ほど煮込んだら、ひきわり納豆と腸のおそうじスープのもとを入れて溶かし、ひと煮立ちしたら完成。

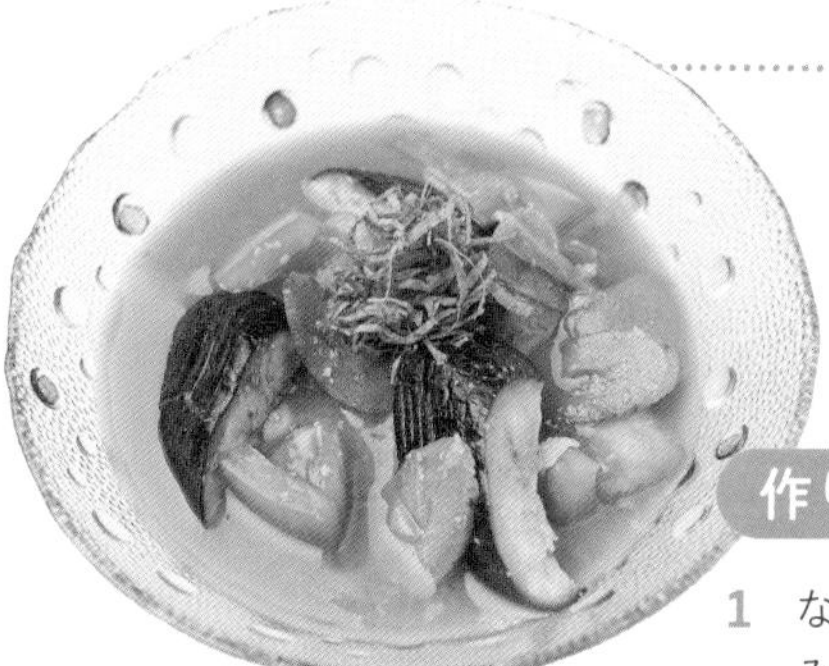

# 焼きなすとトマトのひんやりスープ

1人分
125kcal

## 作り方

1 なすは縦半分に切って皮目に切り込みを入れ、ひと口大に切る。トマトはひと口大に、大葉はせん切りにする。

2 フライパンにごま油をしっかりと熱して、なすを皮目から入れて焼き、焼き色がついたらひっくり返す。

3 ボウルに2とトマト、水、腸のおそうじスープのもとを入れて混ぜ、スープのもとが溶けたら完成。器に盛り付けて大葉を添える。

スープアレンジ 冷

## 材料（2人分）

腸のおそうじ
スープのもと…130ｇ
なす…1本
トマト…1/2個
大葉…3枚
ごま油…小さじ1
水…1カップ

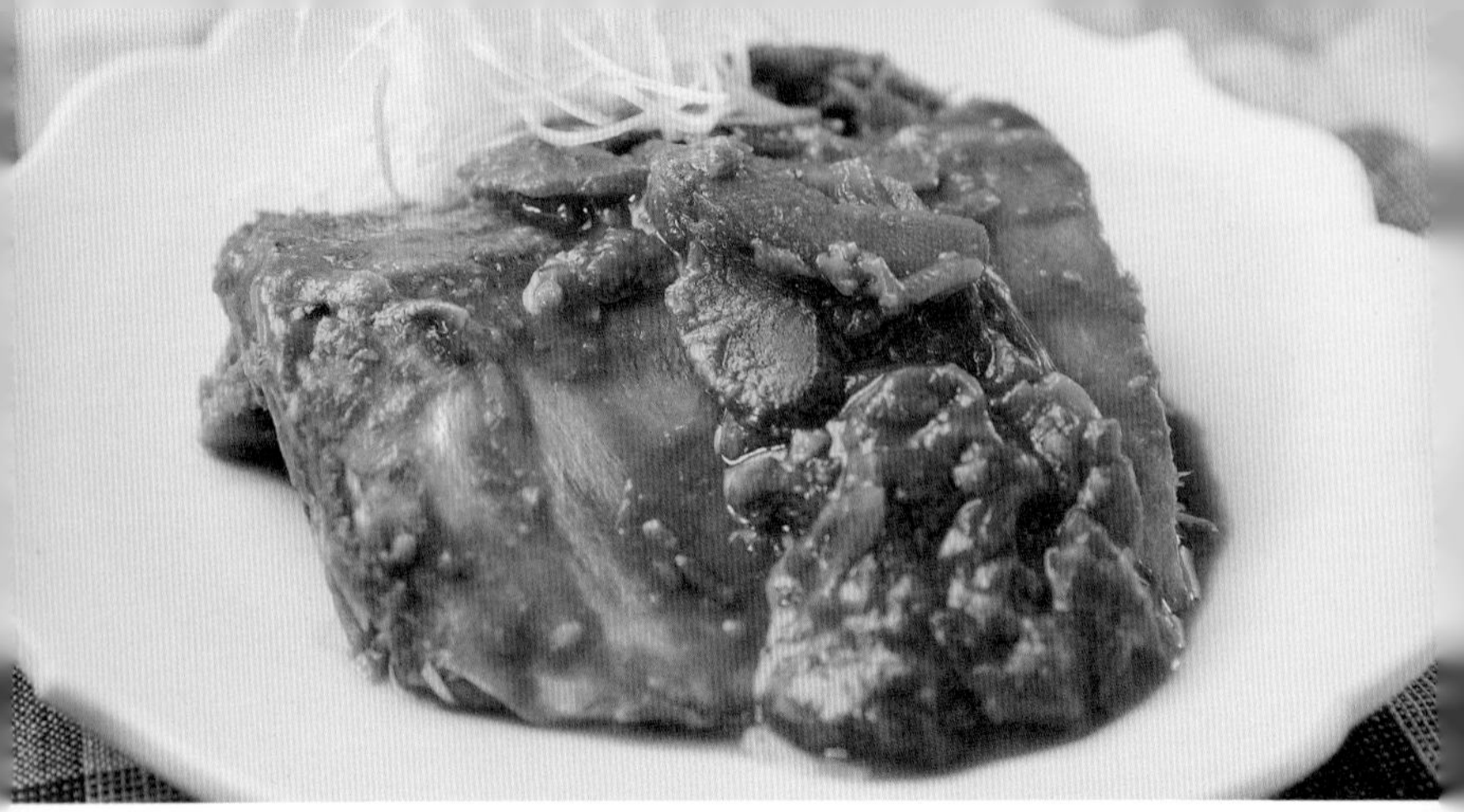



# 青魚で中性脂肪を減らして血流をアップ

## さばのみそ煮

1人分
270kcal

**材料**（2人分）

さば…2切(半身)
しょうが…1かけ
A 腸のおそうじ
 スープのもと…130g
 水…1カップ
 みりん…大さじ1
 砂糖…小さじ2
白髪ねぎ…適量

**ポイント**

**DHA・EPAが豊富な青魚は中性脂肪を減らし、血流アップに役立ちます。ごぼうにさばの旨みが移って美味。ぜひ一緒に召し上がれ。**

**作り方**

1 さばは半身なら半分に切り、皮目に切り込みを入れる。熱湯にサッとくぐらせて余分な汚れを除く。しょうがはせん切りにする。

2 フライパンにAを入れて、腸のおそうじスープのもとを溶かしながらひと煮立ちさせて、1のしょうがと、さばの皮目を上にして入れる。ときどき表面にスプーン等で煮汁をかけながら、全体がトロッとしてくるまで煮込む。

3 器に盛り付けてフライパンに残った煮汁もかけたら、白髪ねぎを添える。

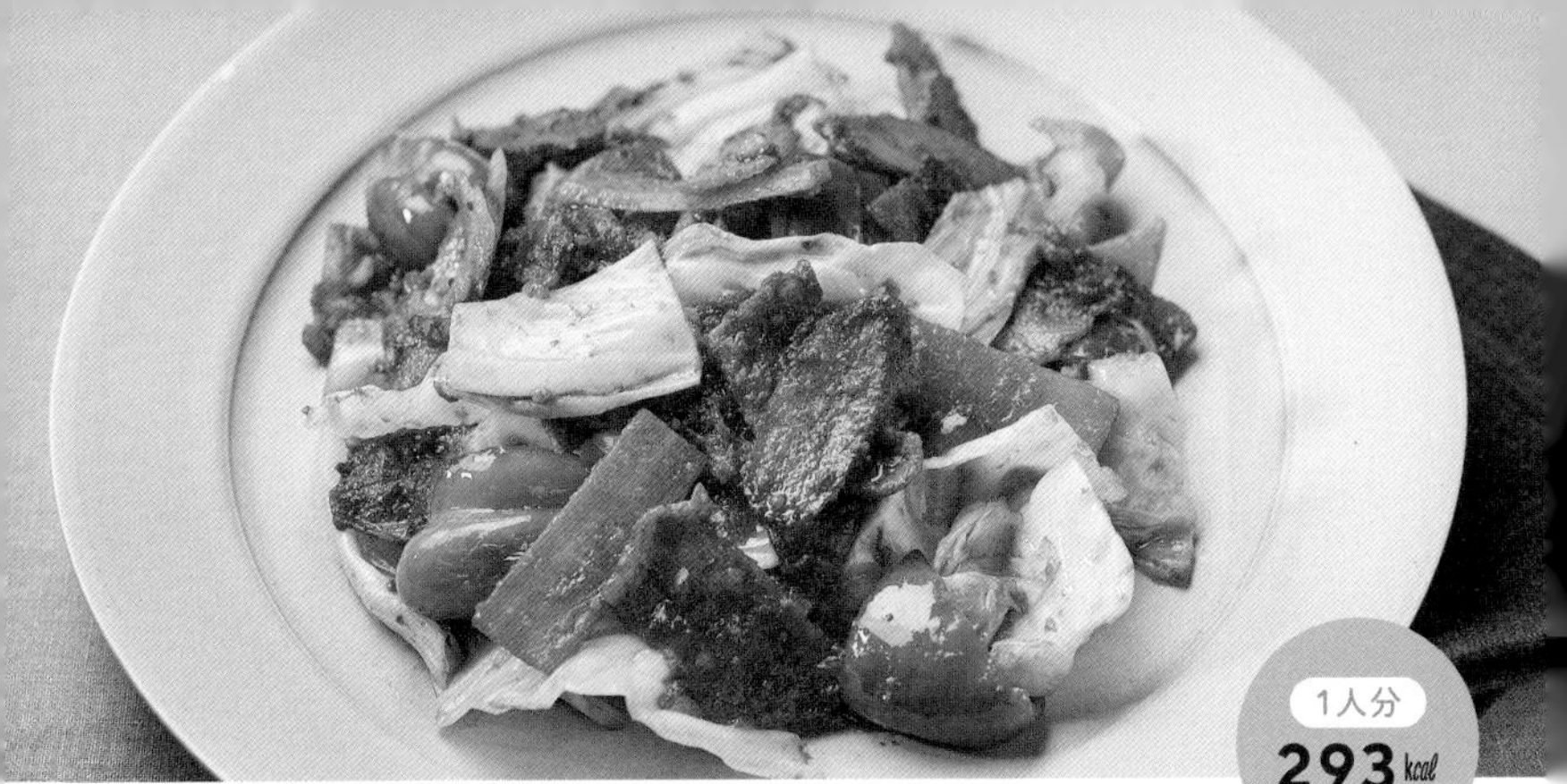

1人分
293kcal



# 味がしっかり決まる！豚肉を鮭に変えてもOK

# 回鍋肉《ホイコーロー》

## 材料（2人分）

腸のおそうじスープのもと…65g
キャベツ…100g
ピーマン…2個
にんじん…30g（1/5本）
豚バラ肉…100g
A　砂糖…小さじ1
　豆板醤《トウバンジャン》…小さじ1/2
　しょうゆ…小さじ1
　水…大さじ2
ごま油…小さじ2

## ポイント

**スープのもとを使うことで本格中華のような旨みを出せます。材料の豚肉を鮭に替えれば、北海道名物「ちゃんちゃん焼き」に早変わり！**

## 作り方

1 キャベツは4cm幅のざく切り、ピーマンはひと口大に切る。にんじんは短冊切りにする。豚バラ肉は食べやすい大きさに切る。

2 耐熱容器に腸のおそうじスープのもとを入れて電子レンジで1分ほど加熱して解凍し、Aと混ぜ合わせておく。

3 フライパンにごま油を熱して豚バラ肉を入れ、色が変わってきたらキャベツとピーマン、にんじんを加え、フタをする。野菜の色が少し変わってきたら2を加えてざっくりと混ぜ合わせる。野菜が少ししんなりとするまで炒めて完成。

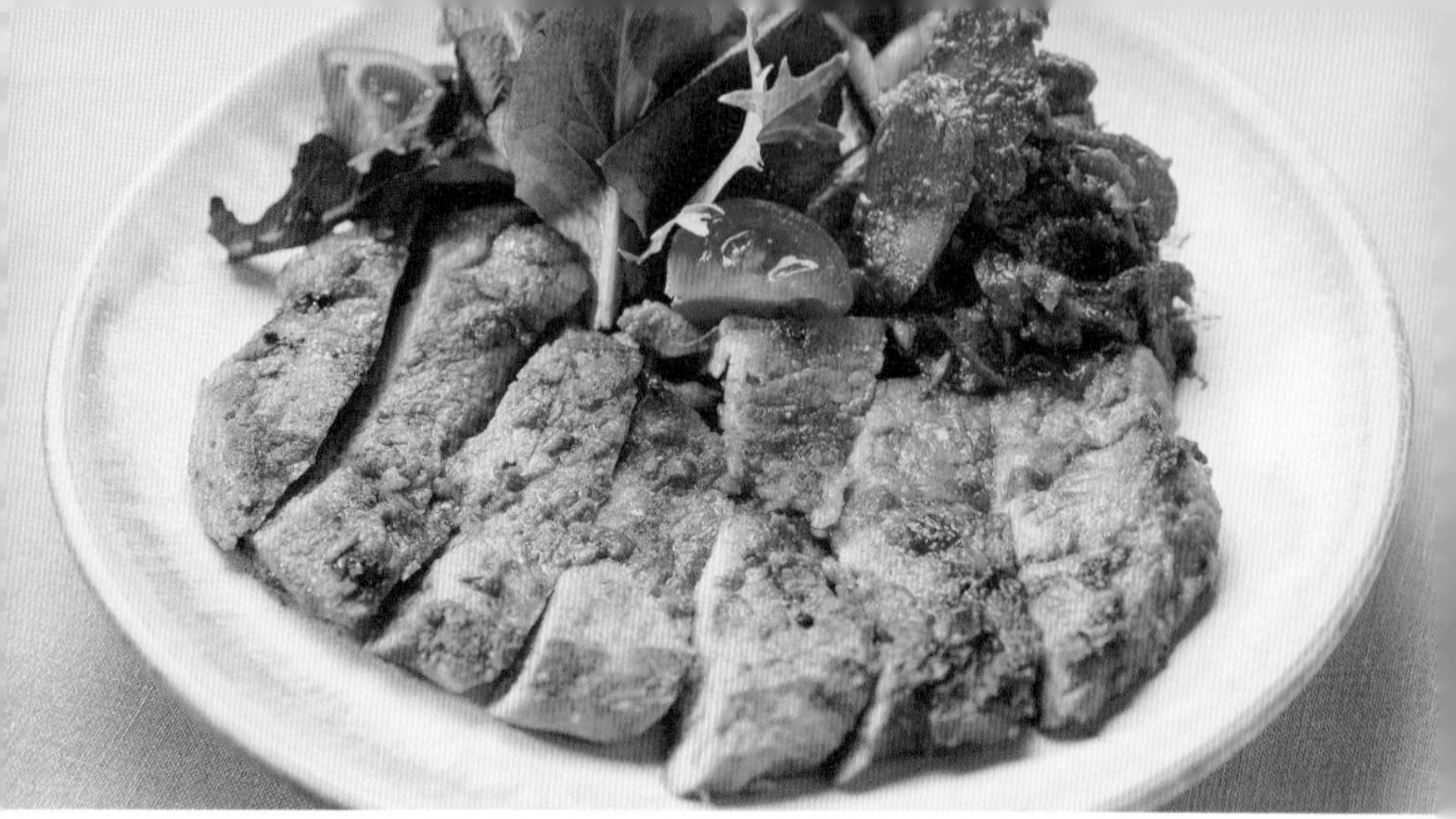



# 自宅で簡単にできて お店のような味に

## 豚肉のみそ漬け

1人分
422kcal

**材料**（2人分）

腸のおそうじ
スープのもと…130g
豚ロース肉
（トンカツ用）…2枚（200g）
砂糖…大さじ1
酒…大さじ2
油…小さじ2

**作り方**

1 豚肉は筋切りをする。

2 腸のおそうじスープのもとを解凍し、砂糖と酒を混ぜ合わせ1にもみ込む。そのまま1時間以上漬け込む（バットでも袋でもOK）。

3 フライパンに油を熱し、2の豚肉のみそを落として焼く。片面に焼き色がついたらひっくり返してフタをして、1分焼いたら火を止める。そのまま4分ほど置いて保温し、中まで火を通して取り出す。食べやすく切って器に盛り付ける。

4 豚肉を漬けたみそをフライパンに入れて2分ほどしっかり炒め、3に添える。あればお好みの野菜を一緒に添える。

**ポイント**

**みそと酒かす入りのおそうじスープのもとは、肉を軟らかくするだけでなく、臭みを抑え旨みを増します。余熱で仕上げれば、よりジューシーに。**

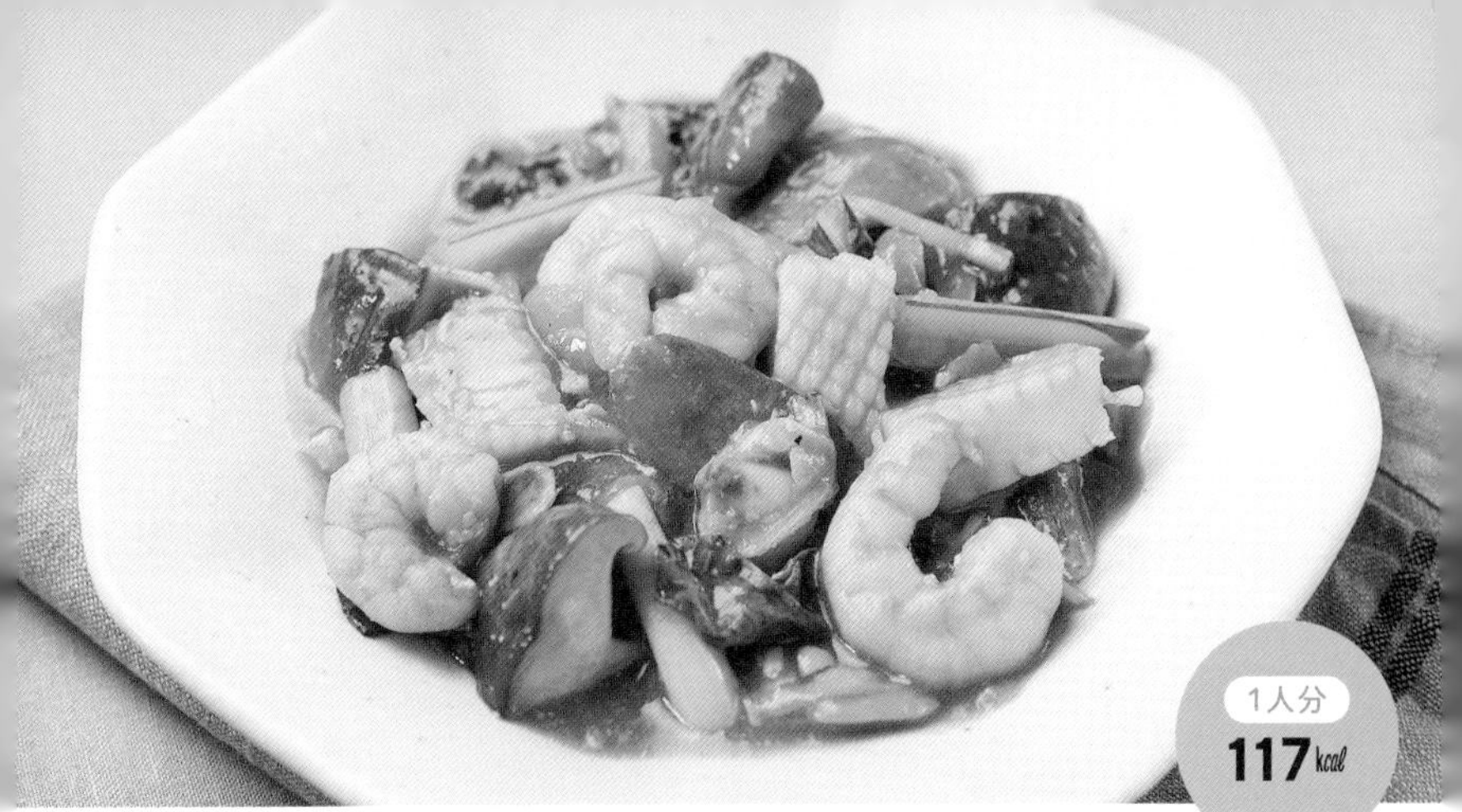

1人分
117kcal



# 冷凍のままサッと調理！低脂肪でたんぱく質が豊富

## しいたけと青菜とシーフードの煮込み

### 材料（2人分）

しいたけ…2枚
小松菜…２株
しょうが…１かけ
A　腸のおそうじ
　スープのもと…65ｇ
　シーフードミックス（冷凍）…150g
　水…3/4カップ
　片栗粉…小さじ１
　オイスターソース…小さじ２

### ポイント

**たんぱく質が多いシーフードミックスを活用した時短レシピ。冷凍のまま調理することで縮まず仕上がりもふっくら。冷凍の牡蠣を使っても美味。**

### 作り方

1. しいたけは石づきを除き４つ切りに、小松菜は4cm幅に切る。しょうがはせん切りにする。
2. フライパンにＡとしょうがを入れて、ときどき混ぜながらシーフードミックスとおそうじスープのもとが溶けるまで加熱する。フツフツとしてきたら、シーフードミックスに火が通るまで４分ほど煮込む。
3. しいたけと小松菜を加えてフタをし、中火弱でときどき混ぜながら全体がしんなりとするまで４分ほど煮込む。

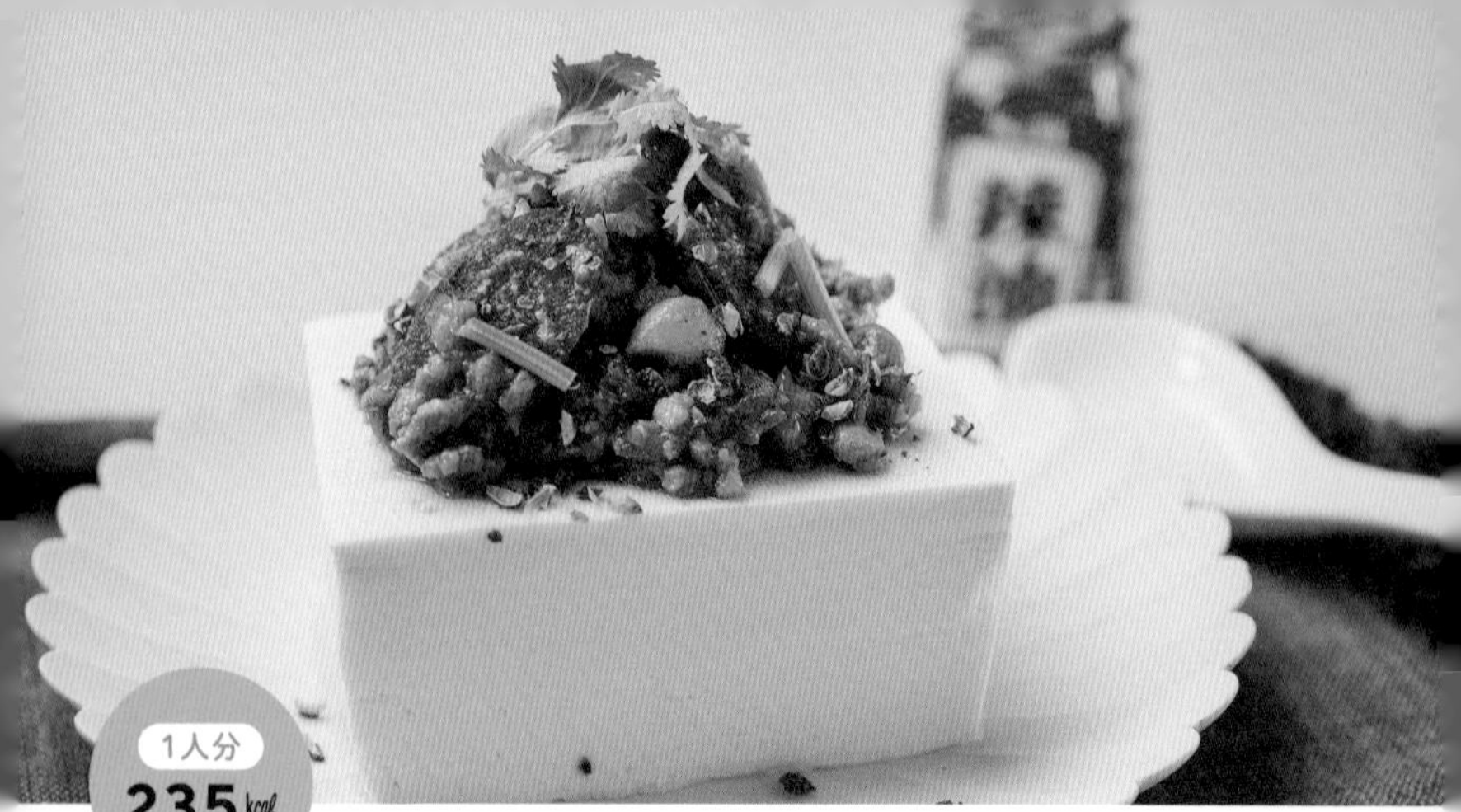

1人分
235 kcal

# スパイシーな風味は食欲がないときに最適

## すくって食べるひんやり麻婆豆腐



### 材料 （2人分）

腸のおそうじスープのもと…65 g
ねぎ…20g
しょうが…20g
A | 豚ひき肉…100g
　| 砂糖…小さじ1
　| しょうゆ…小さじ1/2
　| 豆板醤…少々
木綿豆腐…200g
香菜、ラー油、ホワジャオ…各適量

### ポイント

**絹ごし豆腐より、たんぱく質の多い木綿豆腐を使うのがおすすめ。冷たいメニューですが、豆腐をレンジで少し温めてもよい。**

### 作り方

1 ねぎとしょうがはみじん切りにして、Aと一緒に耐熱容器に入れてざっくりと混ぜ合わせる。腸のおそうじスープのもとを加えて、ふんわりとラップをかけたら、電子レンジで1分30秒加熱する。

2 取り出して全体を混ぜ合わせ、ラップをかけてさらに電子レンジで1分加熱する。

3 器に豆腐を盛り付けて2をのせ、お好みで香菜、ラー油、ホワジャオをかけていただく。

## 里いものみそ煮込み

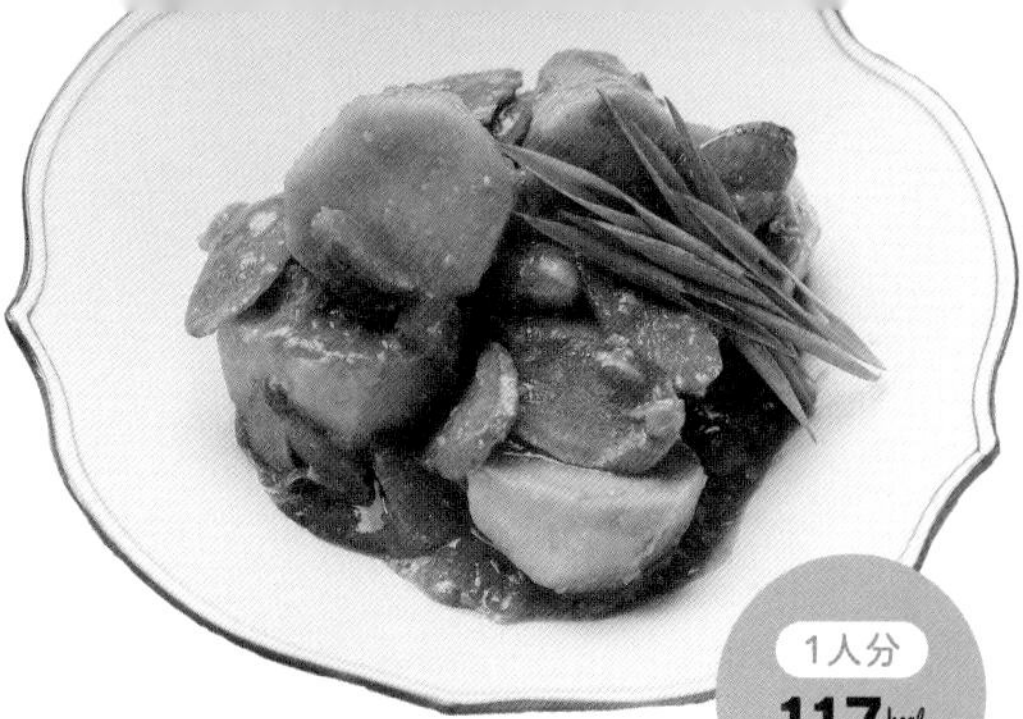

1人分 117kcal

**材料**（2人分）

腸のおそうじスープのもと…65g
里いも…200g
しょうが…1かけ
A | みそ…小さじ1
　| みりん…大さじ1
　| 水…1カップ
小ねぎ…適量

**作り方**

1 里いもは皮をむいて食べやすい大きさに切る。しょうがはせん切りにする。

2 鍋に1とAを入れてひと煮立ちさせたら、フタをして中火弱で5分ほど煮込む。腸のおそうじスープのもとを入れて溶かし、ひと煮立ちしたらさらに10分ほど煮込む。水分が飛んだら完成。お好みで小ねぎを添える。

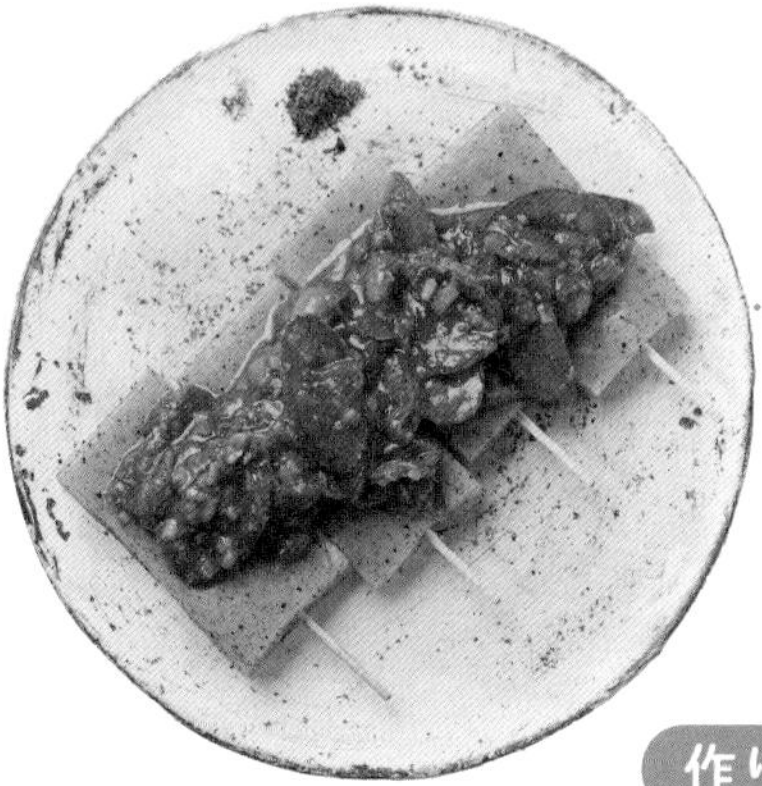

## こんにゃくの田楽風

1人分 91kcal



**材料**（2人分）

腸のおそうじスープのもと…65g
みりん…大さじ2
こんにゃく…150g
七味唐辛子…適量

**作り方**

1 耐熱容器に腸のおそうじスープのもととみりんを入れて、ラップをせずに電子レンジで3分加熱する。

2 こんにゃくを食べやすい大きさに切り、熱湯でゆでたら1をのせる。お好みで七味をつけていただく。

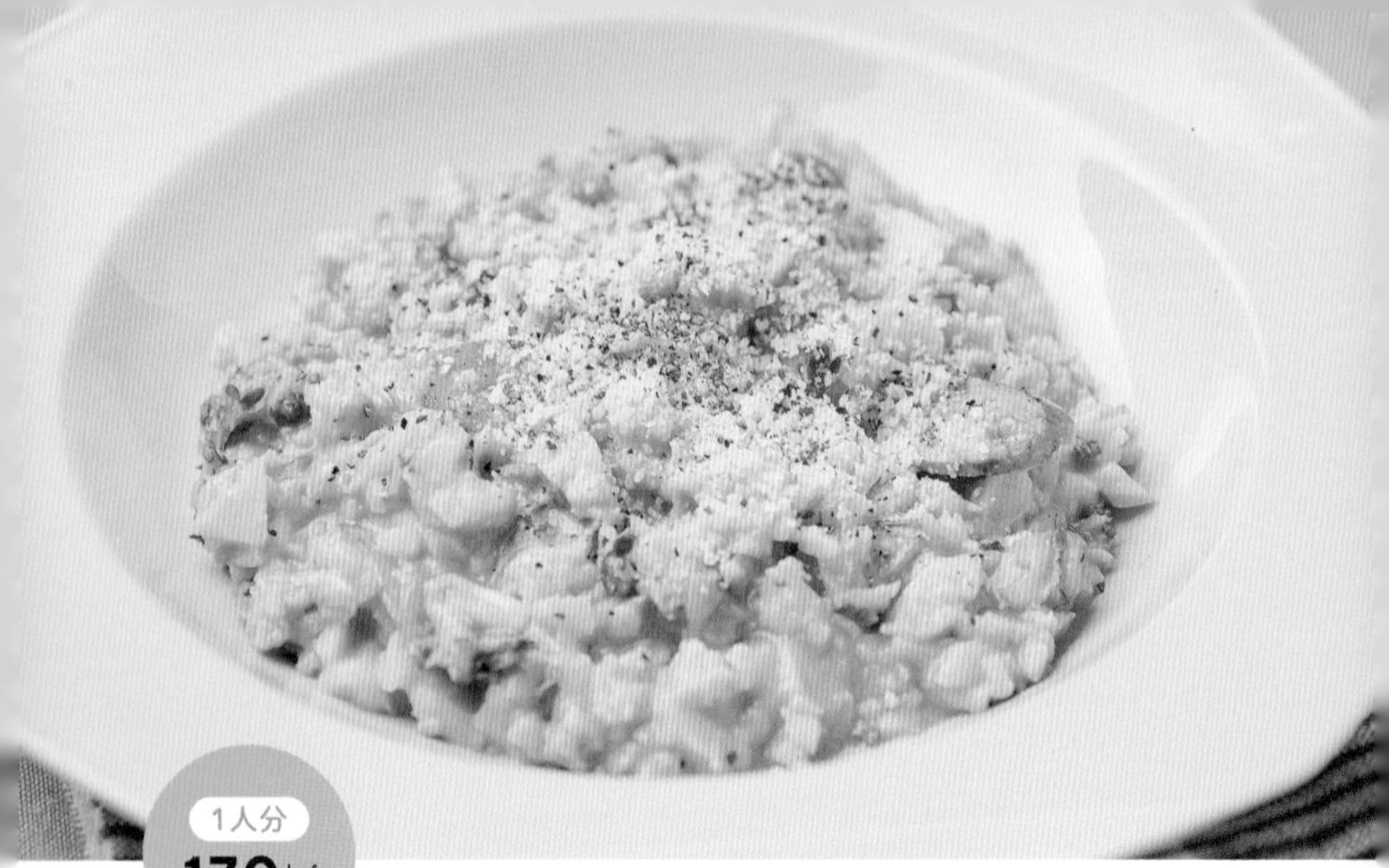

1人分
170 kcal



# お米を使わず カリフラワーで栄養アップ

## オートミールのチーズリゾット風

### 材料（2人分）

腸のおそうじスープのもと…65ｇ
カリフラワー…100g
パセリ…１枝
オートミール…大さじ３
水…3/4カップ
ピザ用チーズ…40g
こしょう、パルメザンチーズ…各適量

### ポイント

**オートミールは食物繊維やたんぱく質、ビタミンやミネラルを含む優秀な食材。カリフラワーでビタミンを強化し、食感もお米のように。**

### 作り方

1 カリフラワーは粗くみじん切りにする。パセリは粗く刻んでおく。

2 フライパンに１とオートミール、水、腸のおそうじスープのもとを入れて溶かしながらひと煮立ちさせる。全体がお米っぽくなるまで煮詰め、ピザ用チーズとパセリを加えてサッと混ぜたら器に盛り付け、お好みでこしょうとパルメザンチーズをふる。

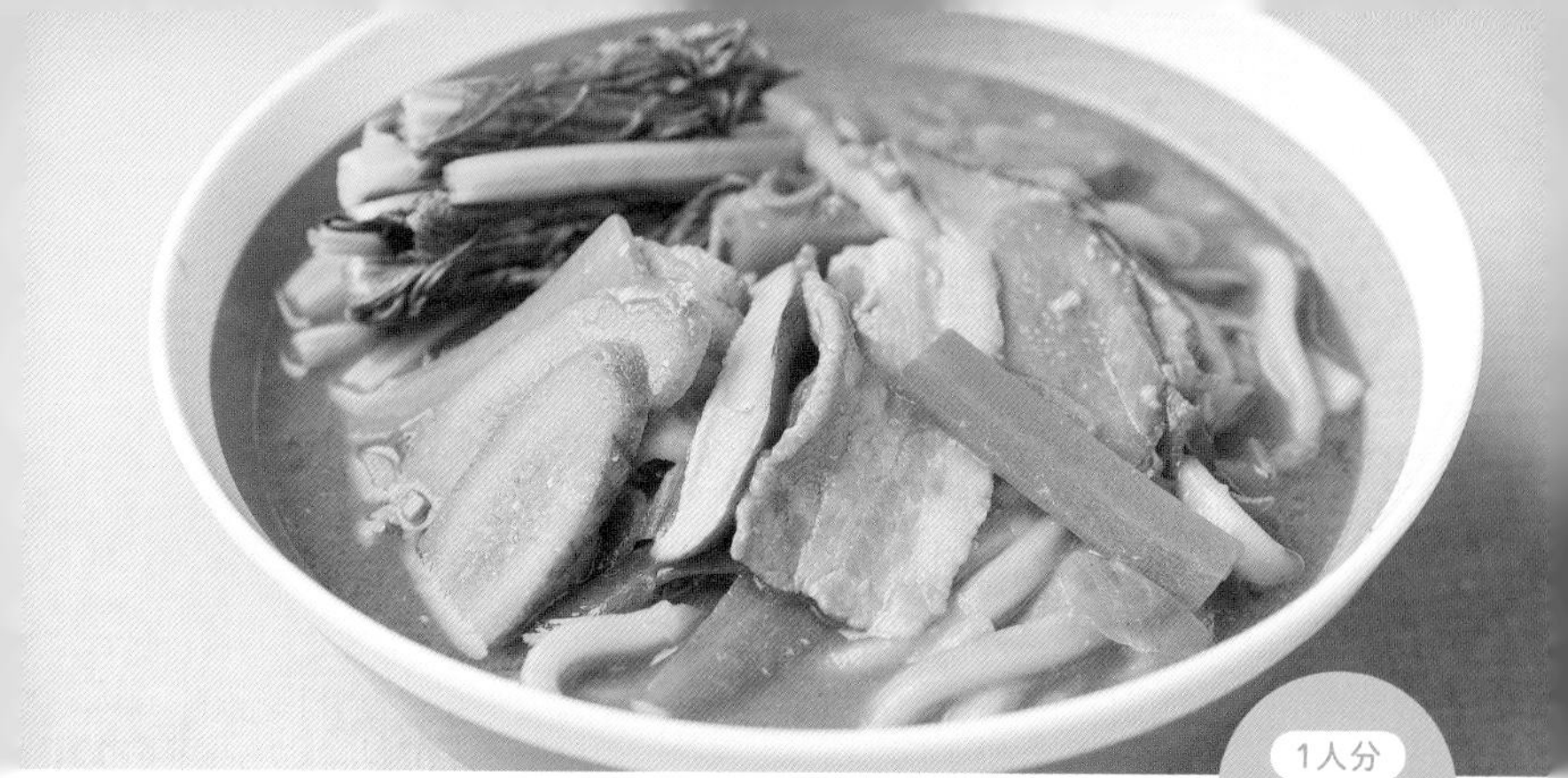

1人分
583kcal

主食アレンジ

# 赤みそを追加して腸活&老化予防を促進

## みそ煮込みうどん

### 材料 (2人分)

腸のおそうじスープのもと…195ｇ
豚バラ薄切り肉…80g
にんじん…30ｇ(1/5本)
ねぎ…1/2本
しいたけ…3枚
小松菜…100g
油…小さじ１
水…４カップ
赤みそ…大さじ２
砂糖…大さじ２
冷凍うどん…２玉

### ポイント

**赤みそは、老化予防に役立ち、短鎖脂肪酸の生成を促すメラノイジンを多く含みます。お好みで卵を落としてさらにたんぱく質を補うのもおすすめ。**

### 作り方

1 豚バラ肉は食べやすい大きさに切る。にんじんは短冊切りに、ねぎは斜め薄切り、しいたけは石づきを除き薄切りにする。小松菜はゆでて４㎝幅に切っておく。

2 鍋に油を熱して豚肉を炒め、色が変わってきたらにんじん、ねぎ、しいたけ、水、腸のおそうじスープのもとを入れて溶かしながらひと煮立ちさせる。赤みそと砂糖を加えてスープを作る。

3 冷凍うどんを電子レンジで表示通りに加熱し、２に入れて５分ほど煮る。全体が少しトロッとしたら器に盛り付け、小松菜を添えて完成。

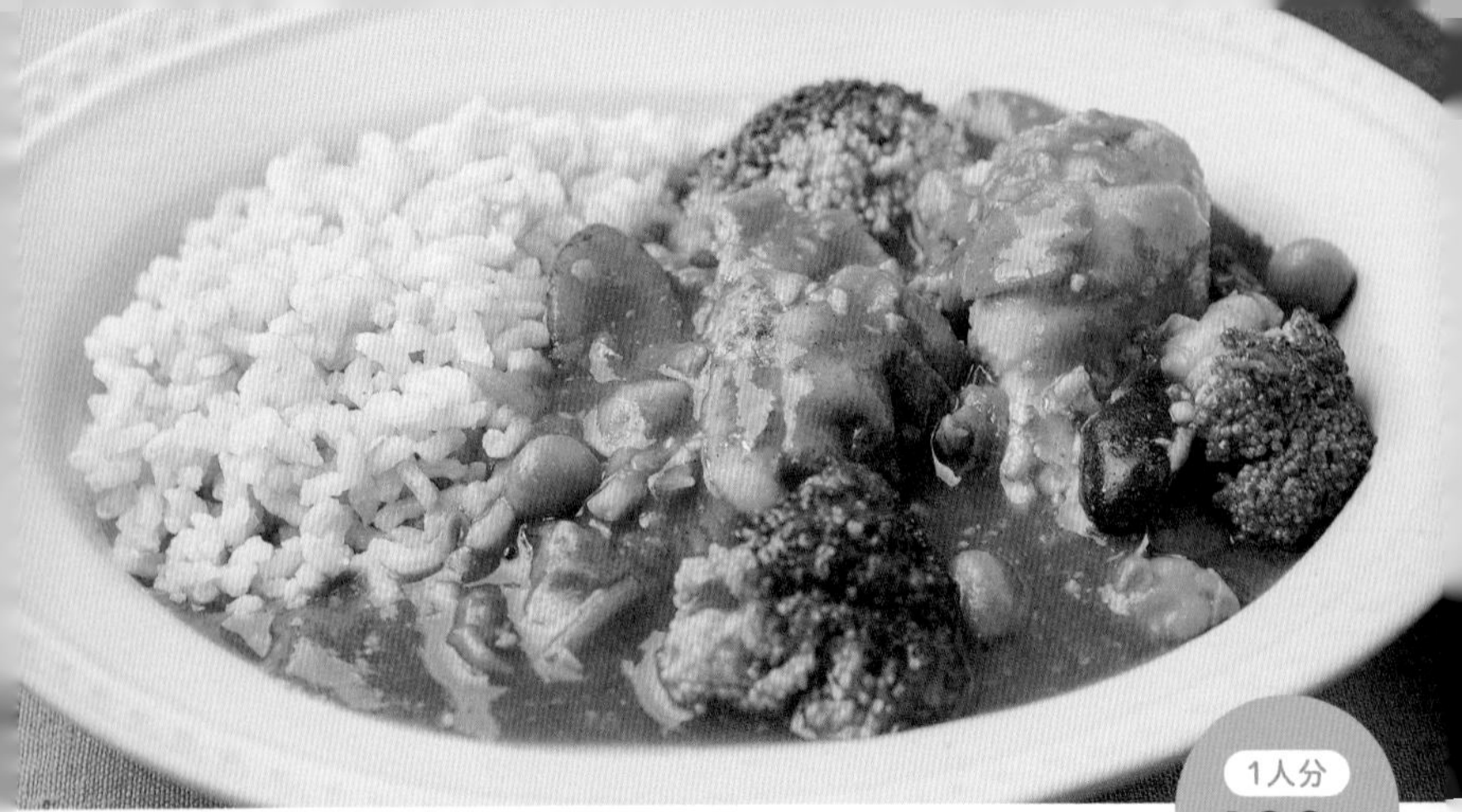

1人分
688kcal

# コクがしっかり！ たんぱく質強化メニュー

## 鶏手羽肉と豆のスープカレー



### 材料 （2人分）

腸のおそうじスープのもと…65g
ブロッコリー…100g
油…小さじ2
鶏手羽元…4本
ミックスビーンズ…50g
水…2カップ
カレールウ…2個
玄米ご飯…適量

### ポイント

**料理にたんぱく質を加えたいとき、ミックスビーンズが手軽でおすすめ。カレーに添えるご飯を玄米にすれば、食物繊維もしっかりとれます。**

### 作り方

1 ブロッコリーはひと口大に切る。

2 鍋に油を熱して鶏手羽元を入れ、全体の色が変わったらミックスビーンズと水を入れる。ひと煮立ちさせたら、フタをして中火弱で10分ほど煮込む。

3 ブロッコリーと腸のおそうじスープのもとを入れて溶かしながらひと煮立ちさせる。火を止めてカレールウを加えて溶かしたら、全体がトロッとするまで煮込む。器に玄米ご飯とともに盛り付ける。

# 4章

# 腸のおそうじスープの効果を高める生活習慣

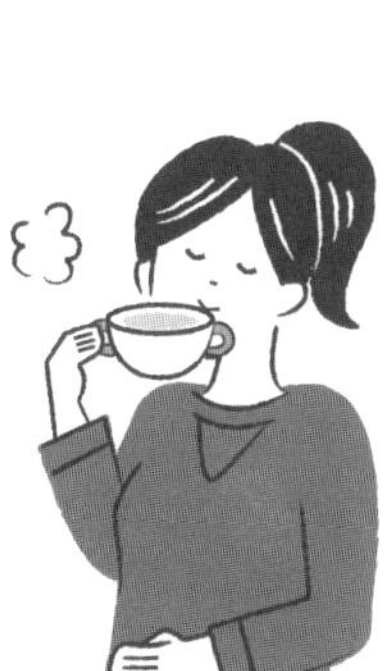

# 新しい腸活の効果を高める生活習慣

本章では、腸のおそうじスープと合わせて、短鎖脂肪酸を効率よく増やす方法をご紹介します。

その前に、あなたの普段の生活習慣についてうかがいます。
次の項目の中で、当てはまるものはありますか？

- □ **朝食を抜きがち**
- □ **歯磨きを簡単に済ませる・歯間ブラシを使わない**
- □ **座っている時間が長い**
- □ **野菜はどちらかというと嫌い**

□ **お酒をほぼ毎日飲む**

□ **日常的に睡眠不足**

いかがですか？

実は、ここに挙げた生活習慣は、どれも**善玉菌の大敵**です。

腸のおそうじスープで効率的な腸活をするためには、これらの生活習慣によって効果を薄れさせてはもったいない——。

これから、腸のおそうじスープの効果を最大限に高める方法をご紹介します。

全部実践するのは難しいかもしれないので、「これなら自分にもできそうだな」ということから試してみてください。

# 朝に1杯「腸のおそうじスープ」で体内時計をリセット

まずは、おすすめの食習慣についてお話しします。
実は、朝に何も食べないとこんなリスクがあるからです。

- **太りやすい**
- **心臓病を発症しやすい**
- **糖尿病を発症しやすい**
- **高血圧や脂質異常症を発症しやすい**

私たちの体には、脳、細胞、筋肉、肝臓、膵臓《すいぞう》、腸のすべてにサーカディアンリズム（概日《がいじつ》リズム）と呼ばれる「体内時計」があります。

1日が24時間あるように、体内時計も24時間のリズムがあります。ただ、体内時計は24時間より少し長いとされ、何もしないと少しずつずれてしまい、体に悪影響を及ぼします。例えば、腸内環境が乱れてしまうこともその一例です。

ですから、体内時計が狂わないように、毎日リセットする必要があります。その方法の一つが、朝ご飯を食べること。

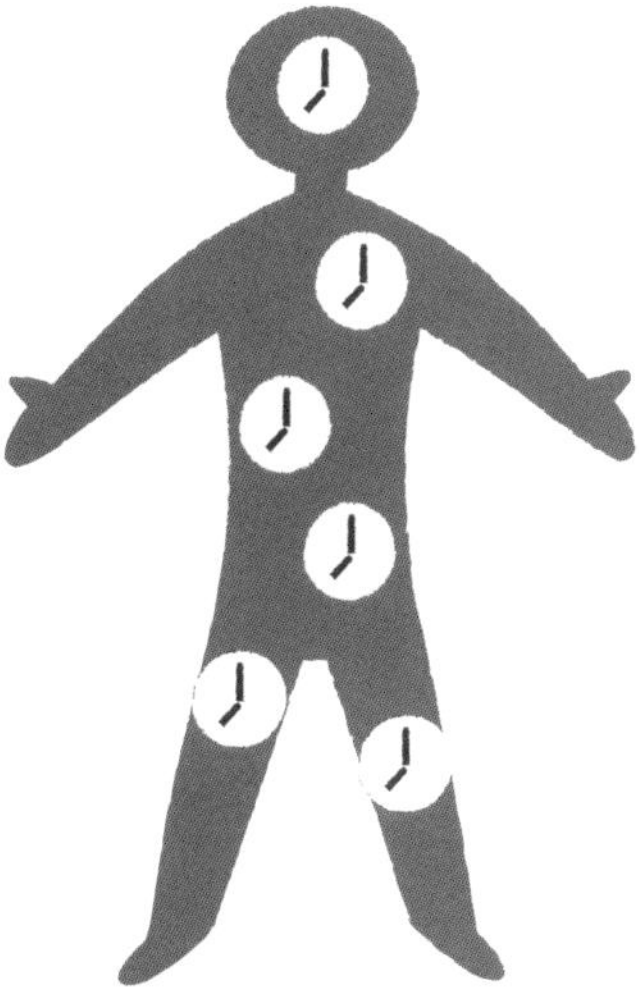

体には1日のリズムを刻む
「体内時計」がある

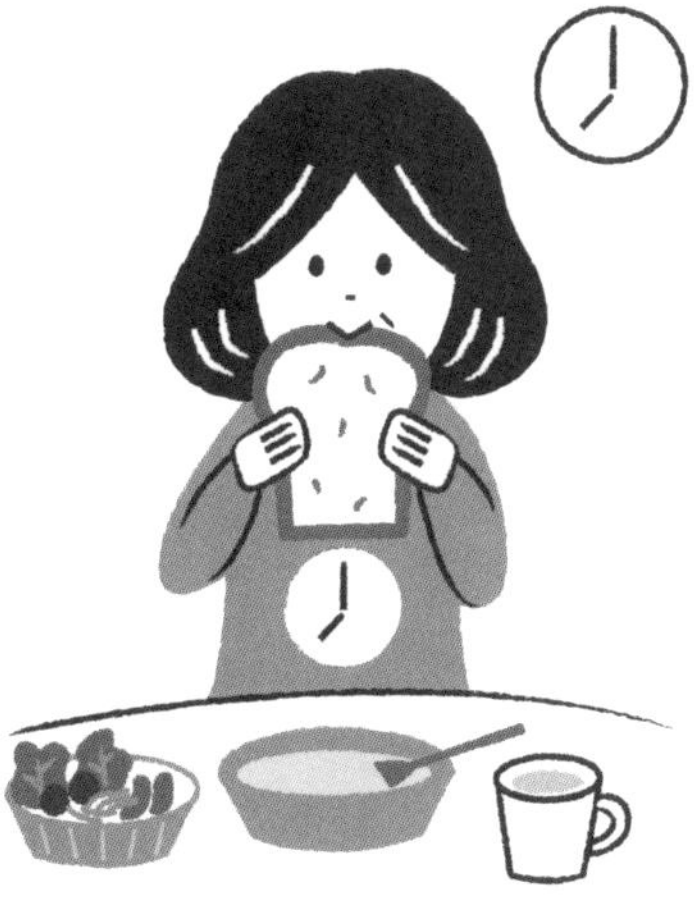

朝食を食べると、体内時計の
ずれがリセットされる

**朝ご飯を食べることで体内時計がリセットされ、体のリズムが整えられ、体調がよくなるのです。**

腸のおそうじスープは、みそ汁のように朝ご飯に取り入れやすいと思います。いつ飲んでも効果的なスープですが、特に朝に飲むと体内時計のリセットに役立ちます。

## 糖質制限よりおすすめの食べ方は？

食事をする際は、**炭水化物、たんぱく質、脂質のバランスを極端にくずさないこと**が非常に重要です。

子どもの頃に習ったかもしれませんが、いわゆるバランスのよい食事ですね。厚生労働省「日本人の食事摂取基準（2020年版）」によれば、3つの必須栄養素の摂取基準のバランスは次の通りです。

**炭水化物が50～65％、たんぱく質が13～20％、脂質が20～30％**

半分以上を占めているのは、炭水化物ですね。
炭水化物とは糖質と食物繊維の総称です。糖質とは、白米や麺類、いも類などに多く含まれます。

最近は、この糖質の量を制限することによって体重を減らす「糖質制限」が流行っています。確かに食事の糖質制限をすると、体重が減ったり、血糖値が下がったりするなど、効果があります。

**ただこの効果は短期的で、糖質を制限すると、おなかを満たすため知らず知らずのうちに脂質の摂取量が増えることがわかっています。**

脂質の多い食事は、腸内環境にも変化をもたらします。具体的には、ファーミキューテス門というグループに属する腸内細菌が増えて、太りやすくなります。ファーミキューテス門の腸内細菌は、エネルギーを体内に取り込む性質があるからです。

さらに、31ページでもお話ししましたが、脂肪分が多い食事は悪玉菌を増やし、善玉菌を減らすので、短鎖脂肪酸が生み出されにくい腸内環境になってしまいます。

ちなみに、「糖質フリー」をうたうダイエット清涼飲料水や、ガムなどの菓子類も、スクラロースやサッカリンといった人工甘味料が入っているので取り過ぎには注意が必要です。

人工甘味料は、その名の通り人工的に合成された甘味料で、砂糖の代わりに用いられますが、腸内細菌叢の多様性を低下させるなど、かえって糖尿病の発症リスクを高める場合があることがわかってきています。

**・バランスのよい食事**

**・同じ食品をとり続けないこと**

によって、腸内細菌の多様性を保つことが最も重要です。

# 植物性たんぱく質で効率的に筋力アップ

たんぱく質は、筋肉をはじめ、体の組織をつくるうえで欠かせない栄養素です。たんぱく質は、次の2種類に大きく分けられます。

**・肉や魚介、卵や乳製品などに多い「動物性たんぱく質」**
**・大豆や大豆製品、豆類やオートミールなどの穀類に多い「植物性たんぱく質」**

では、効率よく筋力をアップするには、動物性たんぱく質と植物性たんぱく質のどちらをとるのがいいと思いますか？

短鎖脂肪酸には、72ページでお話ししたように筋力を強化する働きがあります。

植物性たんぱく質には、善玉菌のエサである水溶性食物繊維がたっぷりと含まれていて、短鎖脂肪酸が腸内でたっぷり生み出されるので**筋肉を効率よく増やすには、植物性たんぱく質をしっかりとるほうががおすすめです**。

**植物性たんぱく質は、動物性たんぱく質と同じように筋肉をつくるだけでなく、短鎖脂肪酸を生み出すのに一役買うため、ダブルの効果で筋力アップに最適と言えます**。

ほかにも、動物性たんぱく質を必要以上に摂取すると、糖尿病の発症リスクが高まる一方で、植物性たんぱく質を多く摂取するほど糖尿病の発症リスクが低下することがわかっています。

**たんぱく質をとる目安は、体重1kgあたり1g程度。自分の体重の千分の一と覚えておきましょう。**

体重が60kgの人なら、60gのたんぱく質が必要ということです。

ただ、60gのたんぱく質＝食品60gではありません。食品に含まれるたんぱく質の量が60gということなので、ご注意ください。たとえば3食で60gのたんぱく質をとる場合、肉なら約300g、大豆なら約180g食べる必要があります。

なお、筋力の衰えを感じている方や、筋肉量が落ちやすくなる75歳以上の方は、腎臓病に注意しながらたんぱく質を体重1kgあたり最大1・5gまで増やす必要があると言われています。

普段の食事だけで必要なたんぱく質をとるのは大変ですが、「腸のおそうじスープ」には、植物性たんぱく質がしっかり入っているので安心。

また、**たんぱく質は同じ量であっても、夕よりも朝にとったほうが筋肉になりやすいので、筋力アップを目指すなら、朝食に腸のおそうじスープや、たんぱく質が豊富なメニューを取り入れましょう。**

腸のおそうじスープで使う蒸し大豆や、大豆製品のみそは、善玉菌のエサになる水溶性食物繊維やオリゴ糖が豊富なうえ、植物性たんぱく質の宝庫です。**朝食に腸のおそうじスープを飲む習慣をつければ、短鎖脂肪酸が効率よく増え、筋力もアップしやすくなりますよ。**

# 太りにくい油とは？

脂質も、炭水化物やたんぱく質とともに私たちの体に欠かせない必須の栄養素です。重要なエネルギー源になるのはもちろん、ホルモンや細胞膜などをつくるのにも不可欠です。

ただ、脂質はカロリーが高く、とり過ぎると脂肪となって体にたまるので肥満や脂肪肝の原因にもなります。

では、どんな油を選べば、肥満や脂肪肝を防げるのでしょう？

ここで思い出していただきたいのが、43ページでお話しした「短鎖脂肪酸」「中鎖脂肪酸」「長鎖脂肪酸」のお話です。

なたね油やオリーブオイルなど、食用油に含まれる脂肪酸の多くは、長鎖脂肪酸です。個々に見るとコレステロール値を下げるオリーブオイルなどよい作用を持ったものもあるのですが、長鎖脂肪酸は水になじまない性質なので、小腸から吸収された後、血流に乗らず、脂肪として体内にたまりやすい性質があります。

一方、中鎖脂肪酸は、水になじみやすい性質があります。

中鎖脂肪酸は小腸から吸収されたら血流に乗って、肝臓まで到達します。そこで分解されて全身のエネルギー源になるので、長鎖脂肪酸とは対照的に**中鎖脂肪酸は脂肪として体にたまりません**。

やせたいのであれば、ココナッツオイルから中鎖脂肪酸のみを摘出した「MCTオイル」がおすすめです。

# お酒に強い人は○○病になりやすい⁉

お酒が強い人ほど飲む量が増えがちですが、ほどほどが大切です。肥満ではない日本人男性を対象にした研究で、お酒に弱い人より、**お酒に強い人ほど飲酒量が多く、そのために糖尿病になりやすい**ことがわかりました。

なぜなら、アルコールを多く飲むと、腸内細菌叢のバランスがくずれ、腸のバリア機能が弱くなるからです。

**バリア機能が弱い状態とは、戸締りのよくない家のようなもので、泥棒ならぬ毒素が、腸のバリアをすり抜けて体内に侵入しやすくなります**。

体に毒素が侵入すると、肝臓にも炎症が生じます。実は、食事に含まれる糖分を吸収する重要な働きがある肝臓に炎症が生じると、肝臓が糖分を十分に吸収できなくなるため、その結果、血糖値が上がりやすくなるのです。これは、ひいては糖尿病発症につながります。

お酒を飲むときはアルコール摂取量を1日25gまでに、お酒に弱い方はもっと少ない量に抑えたいですね。アルコール量が25g以下というと、

・ビールならロング缶1本（500ml）

・日本酒なら1合（180ml）

・ワインならグラス2杯弱（200ml）

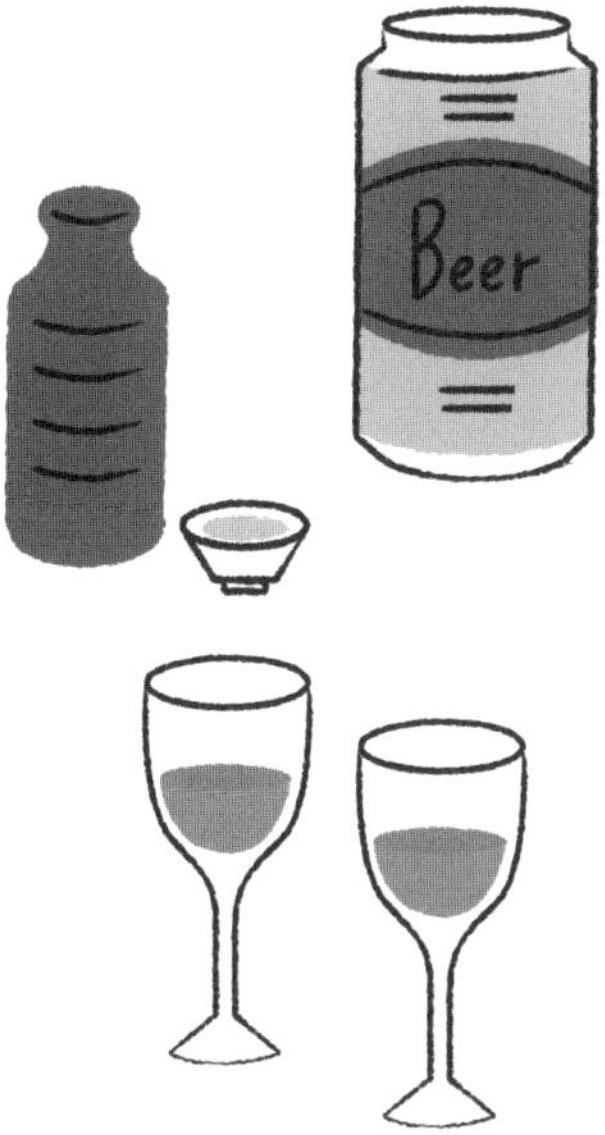

50ページでもお話ししましたが、短鎖脂肪酸には腸のバリア機能を高める働きもあります。

日頃からお酒をよく飲む方ほど、腸のおそうじスープで短鎖脂肪酸を増やして腸のバリア機能を高め、肝臓を炎症から守りましょう。

# 実は「お口の健康」＝「腸の健康」

私たちが、1日に飲み込む唾液の量はどれくらいだと思いますか？

A. 200〜500ml
B. 500ml〜1l
C. 1〜1.5l

答えは、Cの1〜1・5l。毎日、500mlのペットボトル3本分の唾液を飲み込んでいることになります。

実は口の中も、目に見えない細菌でいっぱい。

腸と同じように、口の中にも善玉菌と悪玉菌の「口内細菌叢」（口内フローラ）があるのです。

その細菌たちが、唾液を飲み込むことによって腸まで流れて、腸内細菌叢に少なからず影響を与えます。唾液が体に悪影響を及ぼす悪玉菌だらけだと、腸内フローラも乱れてしまいます。

口と腸はつながっているので、まず入り口である口の中からきれいにおそうじをして、腸内環境を乱さないことが大切です。

口の中のおそうじの基本はこの2つ。

**・歯みがきは起床後・日中・就寝前のできれば1日3回**
**・歯間ブラシやフロスを使う**

これで歯と歯の間や、歯周ポケットと言われる歯ぐきの汚れをしっかり取り除きましょう。

もう一つ、**よく噛んで食べることも大切です**。よく噛むことによって、腸から食欲を抑制するGLP-1とペプチドYY（56～58ページ参照）が分泌され、食べ過ぎを防ぐことができます。

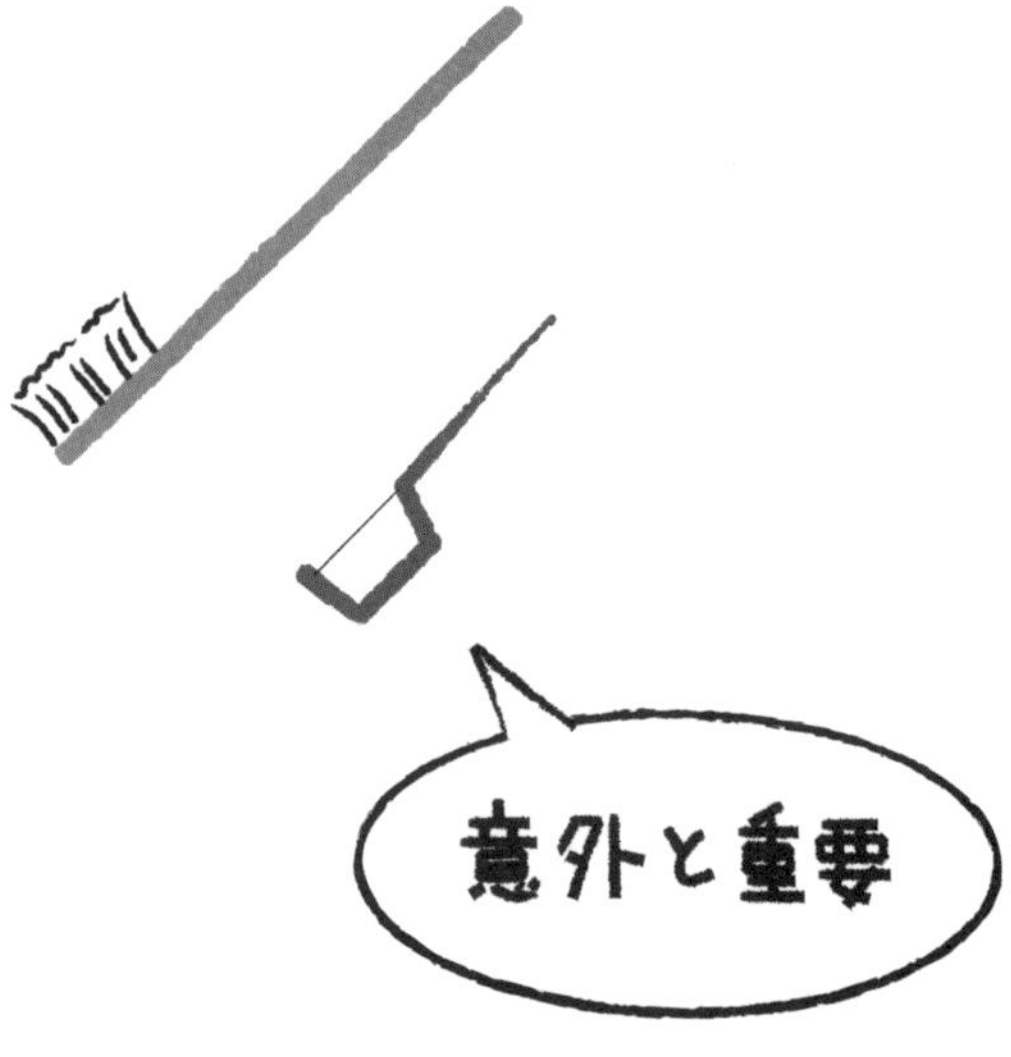

## 短鎖脂肪酸を増やし食後血糖値を下げる「こま切れ運動」

運動も短鎖脂肪酸の働きを高めて食後の血糖値を下げるのに有効です。

肥満の人が3ヵ月間続けて運動をしたところ、**腸内細菌叢が変化して腸内の短鎖脂肪酸の産生が増え、血糖値が下がったという実証もあります**。

運動は、腸内の短鎖脂肪酸の産生を高めるだけではありません。腸でつくられた短鎖脂肪酸が、体内に吸収されやすくする働きもあるのです。

では、どんな運動をすれば効果的でしょうか？　さまざまな研究データから、こんなことが言えます。

**・食後の血糖値上昇を抑えるには、30分ごとに1分運動するほうが、60分ごとに5分運動するより効果的！**
**・座っている時間が長いと、運動量にかかわらず、死亡リスクが高まる！**
**・食後の血糖値上昇を抑えるには、食前よりも食後に運動したほうが効果的！**

運動の種類は、ウォーキングなどの有酸素運動でもスクワットのように筋肉に抵抗をかける動作を繰り返すレジスタンス運動でも気に入ったものでOKです。

いずれの運動でも、食後の血糖値が抑えられるので、「これなら自分でも続けられそう」と思う運動で大丈夫ですが、特におすすめなのは、仕事や家事などの生活の合間を利用して、こま切れに運動する「こま切れ運動」です。

とりわけ、1日のうち座っている時間が長い方は、この2点を実践してみましょう。

**①30分間座ったら、立ち上がって**
**1分間その場を歩き回る**
**②食後にも1分間歩く**

わざわざ運動をしに出かけようと思うと、おっくうになって三日坊主になりやすいので、まずは生活の合間にできるこま切れ運動から始めてみてください。歩くだけで血糖値が下がりますし、腸の動きも活発になります。便通もよくなって、腸内環境が整い、さらに血糖値が下がりやすくなる好循環が生まれますよ。

## こま切れ運動その①

30 分間座ったら、
立ち上がって 1 分間
その場を歩き回る

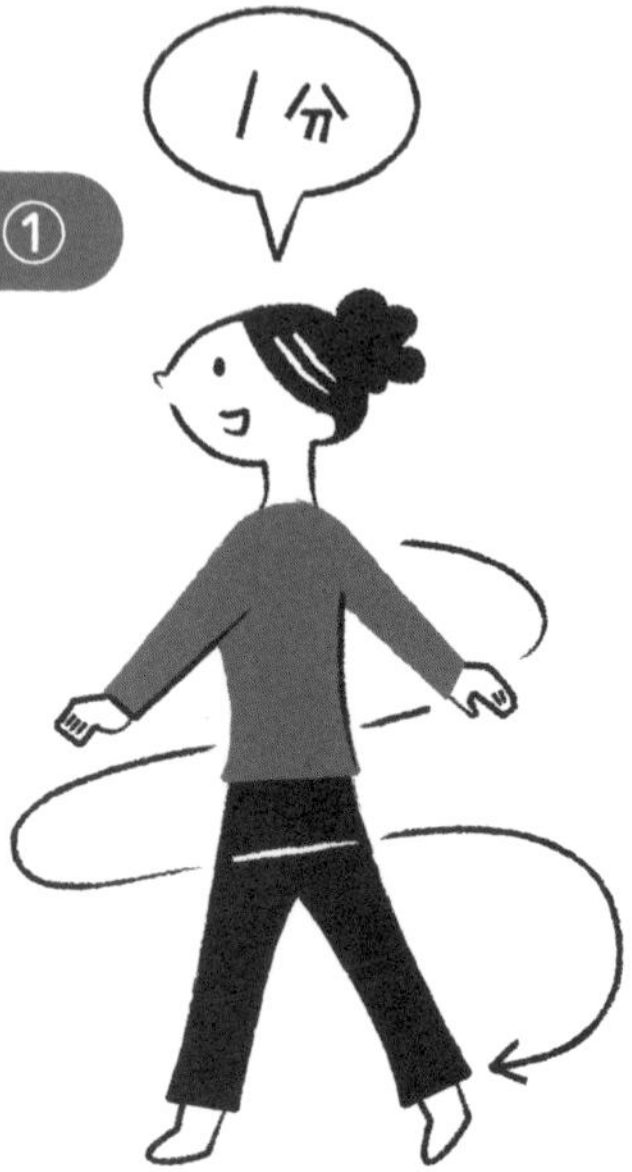


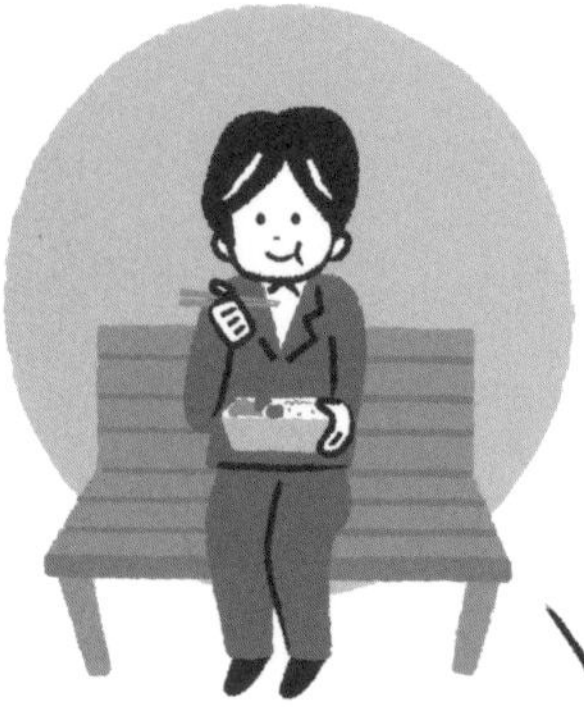

## こま切れ運動その②

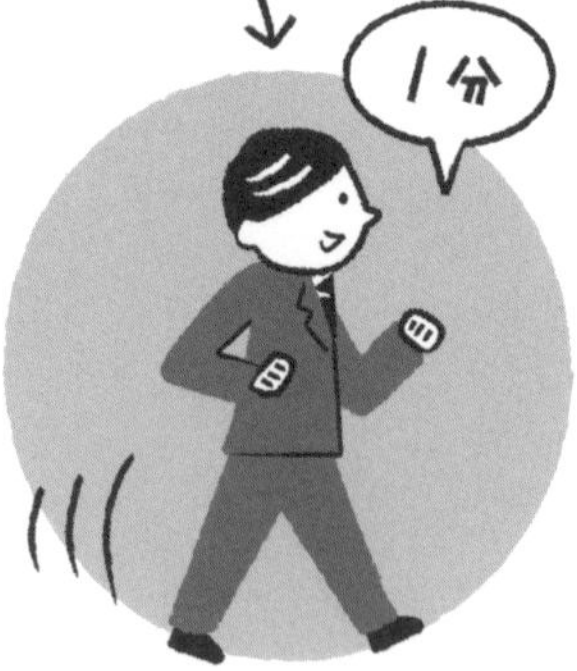


食後にも 1 分間
ウォーキングをする

# 寝るのが遅くなったときこそ朝日を浴びよう

最後にお話ししたいのは、「睡眠」についてです。

睡眠時間が短く、睡眠の質が悪いと、腸内で短鎖脂肪酸の産生が減ってしまいます。

理想の睡眠時間は、1日7〜8時間です。

「なかなか寝つけない」という方は、無理に眠ろうとしなくてもかまいません。焦って眠ろうとすればするほど緊張状態になり、ますます眠れなくなるという悪循環に陥ってしまうからです。

では、寝つけないときは、いったいどうすればいいのでしょう？

そんなときは、就寝時間が多少遅くなっても、「眠くなったら寝床に入ろう」というふうに気持ちを切り替えてみて下さい。リラックスした気持ちでいると、自然に眠くなってきます。

ただし、**遅く寝ても、起きる時間は同じにすることが大切です**。

そして、起きたらすぐに太陽の光を浴びましょう。その瞬間から、体内時計がリセットされ、体内で夜に寝るまでのカウントダウンが始まります。

遅く寝て、いつも通り起きるのは大変ですが、起きる時間を変えず、朝日を浴びる習慣を続けているうちに、体内時計が整って、目覚めだけではなく、寝つきがよくなって熟睡できるようになります。

夜中に何度も目が覚めてしまう方も、〝遅寝早起き〟で、必ず朝日を浴びて体内時計をリセットすることをおすすめします。

そうすれば、しだいに深い睡眠の「ノンレム睡眠」がもたらされるようになるので、朝までぐっすり熟睡できるようになり、スッキリ目覚められるようになります。

爽やかな目覚めを迎えたら、朝日を浴びて、朝食に「腸のおそうじスープ」を飲む生活習慣を続けられれば完璧です！

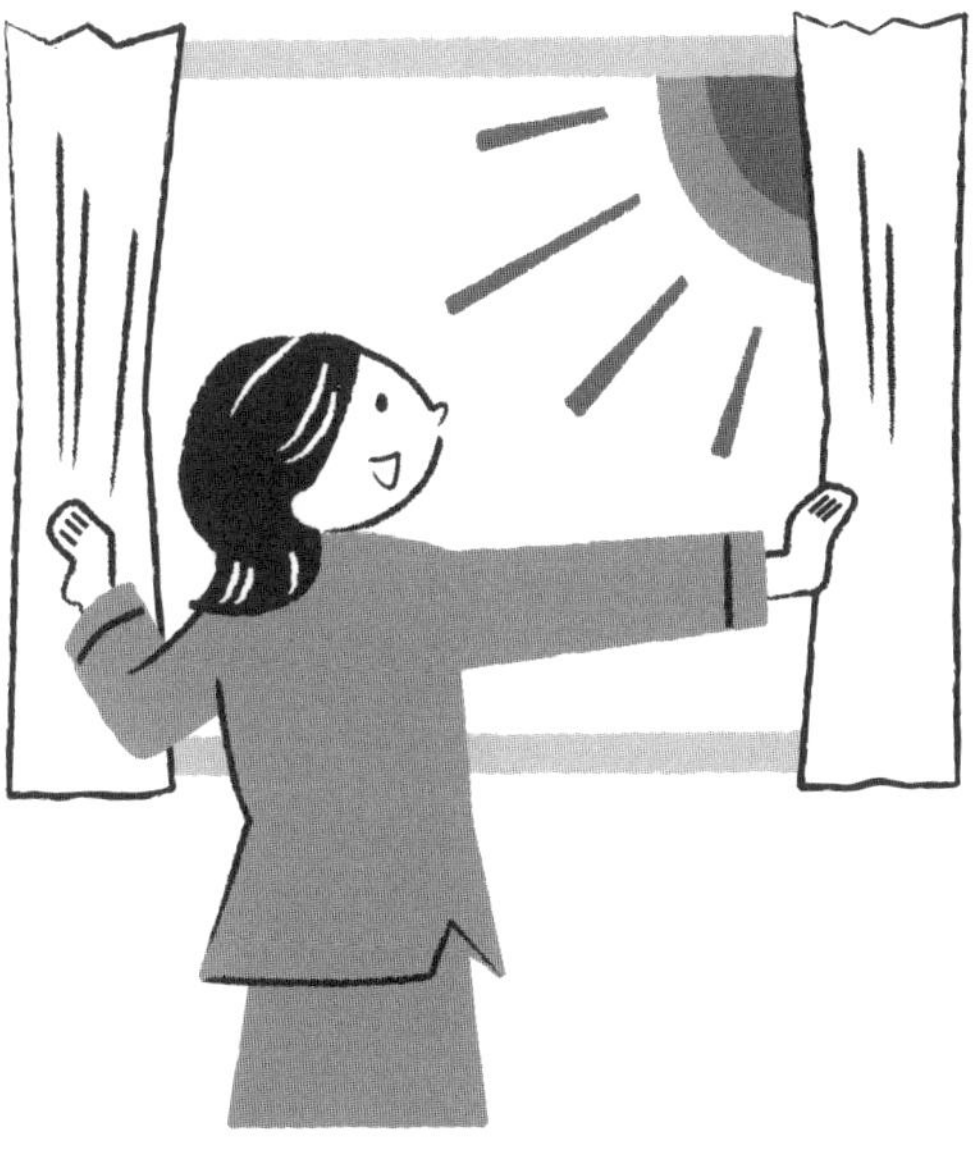

# おわりに

医師として、糖尿病、高血圧症、脂質異常症（中性脂肪やコレステロールの高値）、脂肪肝、肥満症の方々を診察し続け、10年近くになりますが、医学の世界は日進月歩で、その結果、治療薬もめまぐるしく変化しています。

一方、患者さんにとって、大切なことは「どうすれば薬だけに頼らずに血糖値を下げられるか」、「どうすれば食べる量を大幅に減らさずにやせられるか」、「どうすればストレスが多い生活であっても病気にならないか」、という「具体的に今、私自身はどうすれば？」であり続けていると感じています。

日進月歩の医学によって「腸が生み出す短鎖脂肪酸」が、血糖値を下げる、やせ体質にする、ストレスに強い体にする、便秘を解消する、筋力をアップするなど、多種多様な効果を持つことが解明されました。
今回、この天然の治療薬とも言える短鎖脂肪酸を腸が効率よく生み出し、そして短鎖脂肪酸が全身に届き、飲んだ皆さんが短鎖脂肪酸の多種多様な効果を確かなものとして実感できるよう、材料や調味料の種類や量にとことんこだわった腸活スープ＝「腸のおそうじスープ」を提案しました。
血糖値を下げたい、体重を落としたい、ストレスに負けない強い体になりたい、便秘体質を改善したい……という要望をかなえる1杯のスープです。

今まで試した腸活に疲れてしまった方、新たな気持ちで体によいことを始めてみたい方など、一人でも多くの方にとって、本書で紹介する1杯のスープが、おいしく楽しく、健康的に過ごす一助となることを心から願っております。

小林寿枝

# 参考文献


- Diabetes Mellitus, Elevated Hemoglobin A1c, and Glycated Albumin Are Associated with the Presence of All-Cause Dementia and Alzheimer's Disease: The JPSC-AD Study
- 可溶性グアーガムは握力、筋量を増加させる．血清・糞便中短鎖脂肪酸の増加
  Nutrients 2022, 14(6), 1157; https://doi.org/10.3390/nu14061157
- J Clin Endocrinol Metab. 2022 Mar 24;107(4):e1477-e1487.
- Alzheimers Dement (Amst). 2023 Jul-Sep; 15(3): e12463.
- Front Aging Neurosci. 2023 May 12;15:1154112.
- Neuropsychopharmacology. 2020 Dec;45(13):2257-2266.
- Cell. 2015 Apr 9; 161(2): 264–276.
- FASEB J. 2015 Apr;29(4):1395-403.
- Nutrients. 2023 Jan 28;15(3):675. doi: 10.3390/nu15030675.
- Aging Dis. 2022 Jul 11; 13(4): 1252–1266.
- Front Neurosci. 2023 Apr 11;17:1134080.
- Shimada H,et al.:Front Aging Neurosci.Apr 15;6:69(2014)
- Biomedicne &Pharmacotherapy Volume 139, July 2021, 111619
- Front Nutr. 2023 Jun 13;10:1168582. doi: 10.3389/fnut.2023.1168582. eCollection 2023.
- Circulation 139, 1407–1421.
- Nat. Rev. Immunol. 2020; 20(7):427-441.doi:10.1038/s41577-019-0261-1.
- J Nutr. 2017 Sep;147(9):1749-1756.
- Food Chem. 2020 Jun 30;316:126309.
- Amino Acids. 2012 Apr;42(4):1097-109.
- Uzhova I et al. Diabetologia 70:1833-1842,2017
- Hirokawa C et al.Prev Med 53:260-267,2011
- Bi H et al. Public Health Nutr 18: 3013-3019,2015
- Jakubowicz D al. Diabetologia 58(5) 912-919,2015
- Stenvers DJ et al. Nat Rev Endocrinol 15:75-89,2019
- Nature 444; 1027-31, 2006
- Nature 514; 181-186, 2014
- Nature 2020:582(7811):240-5
- 糖尿病 63(6):382 〜 385,2020
- Cell Metab. 31;77-91, 2020
- Sci Rep. 2022 Feb 10;12(1):2265. doi: 10.1038/s41598-022-05099-w.
- Gut Microbes. 2023; 15(1): 2190306.

# 小林寿枝

（こばやし・ひさえ）

都立駒込病院糖尿病内科医員。日本内科学会内科専門医。日本糖尿病学会糖尿病専門医。日本内分泌学会／日本糖尿病学会内分泌代謝・糖尿病内科領域専門医。日本医師会認定産業医。千葉大学医学部卒業。国家公務員共済組合連合会虎の門病院にて研修後、東京大学医学部附属病院糖尿病・代謝内科に入局。東京都健康長寿医療センターを経て現職。「腸内環境を変えることで人生は変わる」をモットーに、内分泌・糖尿病専門医として一貫して臨床現場で活躍中。

おなかの調子が整う×血糖値改善×やせる

**1日1杯 腸のおそうじスープ**

発行日　2024年3月12日　第１刷
発行日　2024年4月29日　第３刷

**著者**　小林寿枝

**本書プロジェクトチーム**

| | |
|---|---|
| **編集統括** | 柿内尚文 |
| **編集担当** | 福田麻衣 |
| **カバーデザイン** | 小口翔平＋嵩あかり＋須貝美咲（tobufune） |
| **本文デザイン** | 角知洋（sakana studio） |
| **編集協力** | 轡田早月、深谷恵美 |
| **料理制作** | 田村つぼみ |
| **料理アシスタント** | 矢澤美由紀 |
| **写真** | 鈴木大喜 |
| **イラスト** | 石山綾子 |
| **校正** | 柳元順子 |
| **営業統括** | 丸山敏生 |
| **営業推進** | 増尾友裕、綱脇愛、桐山敦子、相澤いづみ、寺内未来子 |
| **販売促進** | 池田孝一郎、石井耕平、熊切絵理、菊山清佳、山口瑞穂、吉村寿美子、矢橋寛子、遠藤真知子、森田真紀、氏家和佳子 |
| **プロモーション** | 山田美恵 |
| **講演・マネジメント事業** | 斎藤和佳、志水公美 |
| **編集** | 小林英史、栗田亘、村上芳子、大住兼正、菊地貴広、山田吉之、大西志帆 |
| **メディア開発** | 池田剛、中山景、中村悟志、長野太介、入江翔子 |
| **管理部** | 早坂裕子、生越こずえ、本間美咲 |
| **発行人** | 坂下毅 |

発行所　株式会社アスコム

〒105-0003
東京都港区西新橋2-23-1　3東洋海事ビル
編集局　TEL：03-5425-6627
営業局　TEL：03-5425-6626　FAX：03-5425-6770

印刷・製本　中央精版印刷株式会社


Printed in Japan ISBN 978-4-7762-1300-0